AF284174

Kauf mich! Jetzt!

Wie Du einfach besser(e) Brillen verkaufst

Die Autorin

Diane Thümmes ist Diplom-Ingenieurin (FH), Fachrichtung Augenoptik.
Seit mehr als dreißig Jahren schult sie Augenoptiker und Optometristen sowohl in ihrem Fachbereich wie im Verkauf. Auch Branchenquereinsteiger bildet sie mit hoher Professionalität und großer Erfahrung umsatz- und qualitätsorientiert aus.

In den letzten fünfzehn Jahren baute sie drei sehr erfolgreiche Augenoptik-Fachgeschäfte auf, von denen sie das letzte Ladengeschäft im Jahr 2019 verkaufte. Seitdem lebt und arbeitet sie in der Schweiz, in der Nähe von Sankt Gallen.

Derzeit fasziniert und beschäftigt sie ein spannendes Projekt, bei dem die versierte, praxiserprobte, innovative Unternehmerin, Verkaufs- und Fachtrainerin das Wissen aus ihrer mehr als vierzigjährigen Berufserfahrung der Optikwelt und nachfolgenden Augenoptikergenerationen nachhaltig zur Verfügung stellt. Jederzeit lohnenswert, um noch mehr zu erfahren: www.onkel-willi.com

Diane Thümmes

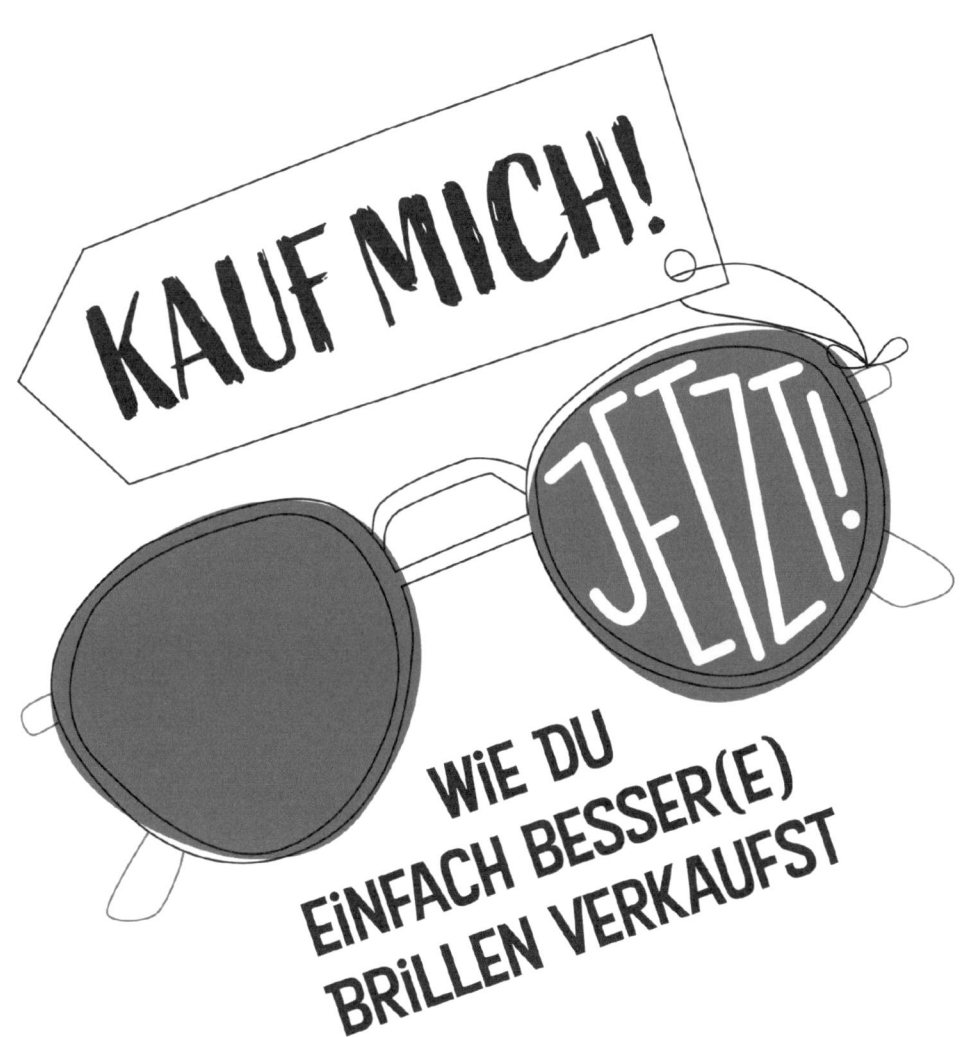

KAUF MICH!

JETZT!

WiE DU EiNFACH BESSER(E) BRiLLEN VERKAUFST

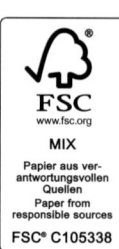

Bibliografische Information der Deutschen Nationalbibliothek.
Die Deutsche Nationalbibliothek verzeichnet diese Publikation
in der Deutschen Nationalbibliografie; detaillierte bibliografische
Daten sind im Internet über http://dnb.dnb.de abrufbar.

© 2020 Diane Thümmes
Satz, Umschlaggestaltung, Herstellung und Verlag:
BoD - Books on Demand, Norderstedt

ISBN 978-3-7519-6263-6

Inhalt

1
Einleitung

Worum es in diesem Buch geht

Dieses Buch soll ein praktisches Buch sein. Mit praktischen Tipps und Inspirationen.

Damit Du jeden Tag ein Stück besser verkaufst. Insofern richtet es sich an alle.

Denn wir alle verkaufen jeden Tag – nicht nur Brillen.

Du nicht? Doch, doch. Oder möchtest Du etwa nicht für die Dinge, die Du bei E-Bay einstellst, möglichst viel Geld kassieren? Und ist es nicht auch eine Kunst, sich selbst gut zu »verkaufen«? Selbst bei Facebook geht es doch darum, sich selbst im besten Licht darzustellen, sich selbst also »gut zu verkaufen«, oder etwa nicht? Dort bist Du selbst das Produkt, das präsentiert wird. Und wäre es nicht auch wünschenswert, bei der nächsten Gehaltsverhandlung mit dem Chef noch erfolgreicher zu sein? Sich selbst also gut zu verkaufen?

Kurzum: Es lohnt sich für alle, weiterzulesen. Für Chefs und angestellte Augenoptiker – und auch für jeden anderen.

Wenn ich übrigens »Du« schreibe, ist das nicht respektlos gemeint. Ganz im Gegenteil! Für mich hat das »Du« etwas Persönliches, so wie wenn man dazugehört zu einer großen Familie. Sei also herzlich willkommen in der großen Familie all jener, die vorankommen möchten in ihrem Leben. Du bist in guter Gesellschaft.

Ach ja, bitte lass Dich auch nicht irritieren, wenn ich mal nur die männliche Variante eines Ausdrucks verwende (»Verkäufer«, »Kunde« …). Gemeint sind natürlich alle: Männer wie Frauen und Diverse. Es ist einfach mühsam, ständig eine weibliche und eine männliche Variante des Wortes zu verwenden, insofern: Fühlt Euch bitte alle angesprochen.

Wenn ich eines aus meiner eigenen Unternehmererfahrung gelernt habe, dann das:

Gut zu sein in seinem Job reicht heute längst nicht mehr, um wirklich erfolgreich zu sein.

Man muss sich auch gut verkaufen/vermarkten!

Und: Du brauchst ein starkes Team. Du allein kannst »den Krieg nicht gewinnen«. Du kannst nicht für alle anderen mitarbeiten. Insofern: Motiviere Deine Mitarbeiter, motiviere Deine Kollegen (m/w/d), dieses Buch zu lesen und zu erarbeiten. Denn nur so könnt Ihr erfolgreich sein.

Das ist wie im Sport: Das beste Team gewinnt.

Nur wenn jeder an sich arbeitet, jeder weiterkommen will und jeder sein Bestes gibt, dann spielt man in der Königsklasse. Ansonsten nicht.

Dieses Buch soll Dir und Euch gemeinsam den Weg ebnen, damit Du und Ihr gemeinsam ab sofort besser verkauft:

Produkte, Dienstleistungen und Euch selbst.

Dafür ist es leicht und verständlich geschrieben und einfach umsetzbar. Versprochen.

Was? Leichte Kost trotz reichlich Input? – Ja, das geht!

Was brauchst Du, um erfolgreich zu verkaufen?

Du willst gut sein? Besser als andere? Dann wirst Du nicht darum herumkommen, Dich mit ein paar Dingen zu beschäftigen. Auch als Angestellter. Denn nur wenn Du vieles weißt, kannst Du selbstständig im Sinne des Geschäftserfolgs entscheiden, und nur so kannst Du ein starkes Teammitglied sein.

Du benötigst:

> gute Produktkenntnisse,

> Verhandlungsgeschick/Verkaufstechniken,

> gute Kommunikation.

Die guten Produktkenntnisse setze ich voraus. Dafür sind die Brillenhersteller und die Gläserindustrie zuständig. Die kommen jederzeit gern vorbei und zeigen Euch die neuesten Brillenmaterialien und ebenso die neuesten Gläser und Schichten.

Die anderen genannten Punkte gehen wir jetzt gemeinsam durch. Alles schön sortiert und Schritt für Schritt. Und wenn Du noch mehr Anregungen benötigst zum Thema Marketing oder Vorlagen zur Verwendung in Deinem Geschäft, dann findest Du viel mehr unter www.onkel-willi. com. Diese Website befindet sich derzeit, im Mai 2020, im Aufbau und wächst ständig weiter.

Okay, genug geredet. Let's do it!

2
Verkaufen.
Ein Buch mit sieben Siegeln?
So wirst Du zum Spitzenverkäufer

Mal ganz ehrlich: Wenn Du etwas haben willst, also wenn Du etwas wirklich haben willst, dann ist der Preis doch fast schon egal, oder etwa nicht? Dann müsstest Du doch schon einen »Verkäufer« im Laden finden, der Dir dieses Ding ausredet, ansonsten kaufst Du es, koste es, was es wolle.

Also mir ging es gerade so. Nun bin ich eine Frau. Das erklärt vieles.

Aber ich bin sicher: Auch bei Männern ist das so. Nur bei anderen Produkten. Das begehrte Produkt (Auto, Motorrad, Hobbyzubehör, Urlaubsreise, Werkzeug) sprengt den gesetzten Preisrahmen? Ha, das kriegen wir schon hin!

Bei mir war es ein Föhn. Ja, ja, Du liest richtig: ein Föhn. Ich sah die Werbung im TV und war beeindruckt. Auf die Frage hin, was das Wunderding denn koste, antwortete mein Mann, locker in den Sessel gelehnt: »Ich glaube 250 €.« Okay, das entsprach nicht gerade meiner Vorstellung, was »heutzutage« ein Föhn kostet. Aber nachdem ich mich von dem ersten Schock erholt hatte, ging ich in ein Fachgeschäft. Dort wurde ich überrascht: Das erwähnte Spitzenprodukt Marke »Dyson Airwrap« kostete allen Ernstes 499 €. Kein Scherz. Knapp 500 € für einen Föhn …

Also nicht für einen gewöhnlichen Föhn. Für ein Spitzenprodukt mit patentierter Föhntechnologie, die meine Haare im Handumdrehen trocknen lässt und quasi wie von selbst Locken in das gerade noch aalglatt herunterhängende Haar zaubert. So etwas hat halt seinen Preis.

Ob ich es gekauft habe? Na klar! Und ich bin begeistert.

Was ich damit sagen will? Geiler Föhn!

Nein, Spaß beiseite: Wenn ein Kunde zu Dir kommt, weil er ein bestimmtes Produkt – also eine bestimmte Brille/Sonnenbrille – unbedingt haben will, dann ist es egal, was es kostet. Eines dieser Produkte aus unserer Branche ist die »berühmte« Fertiglesebrille von Porsche. Eine stinknormale Fertiglesebrille würde Dein Kunde in jedem Drogeriemarkt für circa 1,50 € finden. Aber nein: Es muss Porsche sein. Dieses Luxusprodukt wartet mit dem 100-fachen Preis auf und bietet dafür unter anderem den Glanz von Prestige und Luxus. Das Ding musst Du nur noch freundlich über die Ladentheke reichen und kassieren. Das hat mit Verkaufen nichts zu tun.

Was ist »verkaufen« denn überhaupt?

2.1 Was ist Verkaufen überhaupt?

Bei Wikipedia findet man hierzu den Eintrag: »Die Übereignung einer Sache ... gegen Entgelt im rechtlichen Sinne.«

Ja. Das mag stimmen.

Aber hilft Dir das, das Verkaufen für Dich zu definieren? Wohl eher nicht.

Schauen wir doch mal bei den sogenannten »Verkaufsprofis« nach. Was sagen die zu dem Thema »Was ist verkaufen?«.

Oder hast Du Dir schon einmal selbst Gedanken zu diesem Thema gemacht? Wie kannst Du »verkaufen« für Dich definieren? Schreibe es doch gleich mal auf, was Du so darüber denkst, bevor wir einige Verkaufsprofis dazu befragen.

ÜBUNG 1

Was ist verkaufen für Dich?

> _____

> _____

> _____

> _____

> _____

> _____

> _____

> _____

PLATZ FÜR NOTIZEN

Hast Du's? Perfekt.

Die meisten Verkäufer und Verkäuferinnen antworten auf diese Frage hin übrigens so etwas wie: »Bedarf decken«, »Gutes tun«, »Probleme lösen«, »Bedarf wecken«, »den Kunden zufriedenstellen«, »beim Kunden Begeisterung für ein Produkt wecken«, »Wünsche erfüllen« und Ähnliches.

Du auch? Da bist Du in guter Gesellschaft.

Dann schauen wir mal bei den anderen Verkaufsprofis, ob wir dort eine wirklich gute Erklärung finden für unsere Frage: »Was ist Verkaufen aus Deiner Sicht?«

Karsten Brocke stellt in seinen Seminaren die gleiche Frage. Und er erhält natürlich auch die oben genannten Antworten. Dann erklärt er: »Das ist nicht Verkaufen. … Das, was Sie gerade genannt haben, sind Bestandteile des Verkaufsprozesses. Das ist nicht Verkaufen. Damit ein Konsument das kauft, was Sie haben, müssen Sie ihn aktivieren. Das ist Verkaufen. Sie haben die Aufgabe, Menschen zu aktivieren.«

Ja, damit können wir doch etwas anfangen. Irgendwie hat er recht, der Karsten Brocke.

Denn wenn der Kunde Deinen Laden betritt, hat er ja bereits einen Bedarf. Der muss also nicht mehr geweckt werden. Und diesen Bedarf letztlich zu decken und Deinem Kunden somit einen Wunsch zu erfüllen, das ist das Ergebnis Deiner Tätigkeit.

Auch der Erklärungsversuch: »Beim Kunden Begeisterung für ein Produkt wecken«, ist nur der erste Schritt zum glücklichen Ende. Denn vermutlich hast auch Du es bereits erlebt: Ein Kunde betritt Dein Geschäft. Du begeisterst ihn für Euer neues Spitzenprodukt, also eine super Brille mit den neuesten, teuersten Gleitsichtgläsern, die Ihr bieten könnt. Er ist hin und weg. Und verabschiedet sich schließlich mit den Worten: »Das muss ich mir mal überlegen.« Oder: »Dann komme ich noch einmal mit meinem Mann/meiner Frau vorbei.«

Also Begeisterung wecken ist schön und gut, aber manchmal ist sie leider meilenweit vom Verkaufserfolg entfernt…

Karsten Brocke meint dazu in seinen Seminaren: »**Ihre Aufgabe besteht darin, Ihre Kunden zu aktivieren, Ja zu sagen.**«

Diese Erklärung finde ich persönlich schon einmal recht brauchbar. Und jetzt kommt das »Aber«: Leider schließt sie die sogenannten Hard-Selling-Verkäufer mit ein. Natürlich sind die erfolgreich. Aber nur einmal, denn ihre Kunden kommen nie wieder. Wir dagegen benötigen treue Stammkunden. Wir wollen »der Optiker Ihres Vertrauens« sein oder werden. Insofern sind diese »Hard-Selling-Methoden« für uns uninteressant.

Suchen wir also nach einer Ergänzung.

Fündig wurde ich bei meinem lieben Coach und Unternehmensberater Hans-Peter Zimmermann. Er beginnt das Kapitel »Verkauf« in seinem Bestseller »Großerfolg im Kleinbetrieb« mit folgender Definition von Ron Willingham: »**Verkaufen heißt, dem Kunden zu helfen, das zu bekommen, was er braucht, und ihm dabei ein gutes Gefühl zu vermitteln.**«

Er fügt hinzu: »**Und zwar vor, während und nach dem Kauf.**«

Diese alte Definition aus den 1980er Jahren trifft es schon fast perfekt. Fast.

Denn ich finde, sie hat sich etwas überlebt. Die Zeiten sind anders geworden. Mal abgesehen von einer 85-jährigen Omi oder anderen Hilfsbedürftigen musst Du niemandem mehr helfen, seinen Bedarf zu decken. Da kannst Du höchstens noch als Berater tätig sein, damit sich Deine Kunden zurechtfinden in der Vielfalt Eurer Produkte. Aber um »das zu bekommen, was er braucht«, benötigt niemand mehr Hilfe. Das können die allermeisten gut allein. Dank Online-Informationen und einem riesigen Angebot.

Wie findest Du die Kombination aus den beiden Definitionen?

Trifft das nicht den Kern der heutigen Zeit?

MERKE

Verkaufen bedeutet, Deine Kunden zu aktivieren, Ja zu sagen, und ihnen dabei ein gutes Gefühl zu vermitteln. Und zwar während und nach dem Kauf.

Entschuldigung, dass ich das »vor dem Kauf« weggelassen habe, aber damit kann ich nichts anfangen. Sobald ein Kunde auf meine Homepage schaut oder sogar vor meinem Laden steht, beginnt für mich der Verkauf. Deswegen kommuniziere ich ja bereits im Schaufenster mit ihm. Was passiert, noch bevor er vor mein Schaufenster tritt, kann ich nicht beeinflussen. Daher lasse ich es weg.

Aber es ist sicherlich Definitionssache, wann genau der Verkauf beginnt. Wenn das Besuchen der Homepage, das Betrachten des Schaufensters oder das Betreten des Ladens noch »vor dem Kauf« definiert sind, dann gehört es sicherlich dazu.

So, nun haben wir eine brauchbare Definition. Du weißt von nun an, was Du tust.

Von nun an aktivierst Du jeden Kunden, mit einem guten Gefühl Ja zu sagen.

Glückwunsch!

Und wie Du das hinbekommst, liest Du in den nächsten Kapiteln.

2.2 Wie man es nicht macht und wie man alles richtig macht

Ob Du es glaubst oder nicht: Dies ist eine wahre Geschichte.

Sie ereignete sich so etwa im Jahre 2002. Ich brauchte ein neues Auto. Wegen der Seminare, die ich zu der Zeit gab, war ich viel unterwegs. Und so sollte das neue Auto komfortabel sein und groß genug, damit ich meinen Koffer, Flipchart, all die Seminarunterlagen und Bücherkisten gut transportieren konnte.

Eines schönen Tages entdeckte ich bei einem Autohaus, nennen wir es mal willkürlich »M«, ein ausgesprochen hübsches Cabrio im Fenster. Schwarz war es und hatte cognacfarbene Ledersitze. Seine Besonderheit: Es hatte ein einklappbares Hardtop, also kein Stoffdach wie die herkömmlichen Cabrios zu der Zeit.

Okay, das machte den Kofferraum überschaubar klein, aber es war soooo schön. So wagte ich den Schritt ins Autohaus.

Gleich am Eingang sah ich einen Verkäufer, der offensichtlich nichts Besonderes zu tun hatte. Ich grüßte freundlich. Er schaute nur kurz hoch und regte sich nicht weiter. So ging ich schnurstracks in Richtung meines Traumwagens.

Ich umkreiste dieses Cabrio, betrachtete es von allen Seiten. Setzte mich hinein. Mehrfach. Auch auf die Beifahrerseite. Ich schaute in den Kofferraum. Setzte mich wieder hinein … Mittlerweile waren sicherlich 20 Minuten verstrichen, aber der Verkäufer am Eingang nahm immer noch keine Notiz von mir.

Nun entdeckte ich einen Konfigurator: Hier konnte ich mir am PC meinen Traumwagen zusammenstellen. Perfekt! Das tat ich auch.

Aber, so ein Pech: Leider konnte ich das Ergebnis nicht ausdrucken. Kein Papier.

Nun wurde ich tätig: Ich winkte und rief in Richtung des Verkäufers: »Hallo, mein Traumwagen steckt fest.« Er antwortete: »Kein Papier.«

Ja, das hatte ich auch bemerkt.

Ich versuchte es also noch einmal: »Ja, wie können Sie mir denn da behilflich sein?«

Langsam, sehr langsam kam er auf mich zu, musterte mich von oben bis unten und von unten bis oben.

Dann fragte er: »Wissen Sie eigentlich, dass Sie in der Neuwagenabteilung sind?«

Du ahnst es vermutlich: Dieses Verkaufsgespräch war für mich erledigt.

Und das Auto gestorben. Und noch schlimmer: Bis zum heutigen Tag kommen Autos der Marke »M« für mich nicht in Frage. Der Stachel sitzt tief.

Aber zurück zum Autokauf:

Nun hatte ich noch Zeit. Und da ich sowieso im Gewerbegebiet bei all den Autohäusern war, schaute ich mich um. Mehr oder weniger nebenan befand sich ein anderes Autohaus. Nennen wir es mal willkürlich »P«. Vermutlich konnte ich mir seine Luxuskarossen gar nicht leisten, aber das eben erlebte Verkaufsgespräch hatte mich neugierig gemacht.

So trat ich ein.

Sofort kam ein sehr gut gekleideter, sehr freundlicher Verkäufer auf mich zu und fragte, was er mir denn Schönes zeigen dürfe. »Och, eigentlich gar nichts«, antwortete ich zögernd, »ich wollte mich nur mal umschauen.« »Ja gern«, bekam ich zur Antwort, »und Sie dürfen sich auch hineinsetzen. Ich zeige Ihnen alles gern. Was stellen Sie sich denn vor? Wo wollen wir beginnen?«

Gemeinsam gingen wir in Richtung der Luxuskarossen.

Neben einem hübschen kleinen Cabrio blieben wir stehen. Es war schwarz, versteht sich, mit cognacfarbenen Ledersitzen. Was für ein Zufall.

Der Verkäufer öffnete mir die Fahrertür und ließ mich einsteigen. Er selbst setzte sich auf den Beifahrersitz und schwärmte von diesem hübschen Cabrio. Nebenbei erklärte er mir freundlich ein paar wissenswerte Details zu dem Auto.

Ich fühlte mich wie eine Prinzessin, die sich ein Auto aussuchen darf. Wundervoll.

Dann fragte er mich unverhofft, ob mir nächsten Samstag für eine Probefahrt passen würde. Dann könne ich das Auto den ganzen Tag von 10:00 bis 16:00 Uhr haben.

Natürlich habe ich zugesagt.

Der Samstag war ein wunderschöner Herbsttag. Die milde Sonne schien durch das goldgefärbte Laub der Bäume, als ich in »meinem« Cabrio durch den Odenwald fuhr.

Was für ein Tag! Was für ein Gefühl! Wow!

Gegen 16:00 Uhr fuhr ich wieder bei »P« auf den Hof. Der freundliche Verkäufer eilte mir freudestrahlend entgegen und fragte: »Na, wie war es?« Ich: »Super!« Er: »Und? Wie fühlen Sie sich?« Ich fühlte mich wie im siebten Himmel. Ich hätte die Welt umarmen können, einfach großartig.

Ich antwortete: »Wundervoll, fantastisch.« Und strahlte ihn an.

Er antwortete nur: »Das können Sie jeden Tag haben.«

Bäng! Das traf mich wie Amors Pfeil.

Wow, was für ein Verkaufsgespräch! Ja, so macht man das!

Ein dickes Lob nach Darmstadt.

Leider hat die Geschichte ein trauriges Ende: Ich kaufte das Traumauto nicht.

Aber es dauerte mehr als sechs Monate (!) und bedurfte vieler endloser Diskussionen mit diversen Kollegen und Freunden, bis mein Verstand siegte und ich fast schon notgedrungen einsah, dass 50 000 Kilometer pro Jahr mit Koffer, Flipchart und diversen Kisten im Gepäck in diesem Cabrio einfach nicht machbar sind … Und selbst 16 Jahre später trauere ich heute diesem Traumauto immer noch nach.

Zurück zum Thema:

Was genau hatte der nette Autoverkäufer damals richtig gemacht?

2.3 Wie verkaufen ganz einfach wird

Zum einen schenkte mir der Autoverkäufer seine volle Aufmerksamkeit. Ich hatte das Gefühl, willkommen zu sein und dass es ihm eine Freude und Ehre war, mir »seine« Autos präsentieren zu dürfen. Ich fühlte mich wertgeschätzt und respektiert.

Somit hatte er bereits ins Schwarze getroffen, denn eines der vier menschlichen Grundbedürfnisse hatte er bereits erfüllt: Anerkennung.

Über diese vier Grundbedürfnisse wirst Du später noch mehr lesen im Kapitel »Kapitel 2.6«. So viel schon einmal vorweg: Sie lauten Anerkennung, Spaß, Profit und Frieden.

Aber zurück zu unserem Autoverkäufer.

Was genau war sein Geheimnis, das sein Produkt soooo begehrenswert machte, obwohl ich doch genau wusste, dass von der praktischen Seite her gesehen ein Luxuscabrio für mich ganz und gar nicht in Frage kam?

Um dieses Geheimnis zu lüften, holen wir einmal ganz weit aus:

Das menschliche Gehirn besteht aus zwei Gehirnhälften, Hemisphären* genannt. Das dürfte sich mittlerweile herumgesprochen haben. Und auch, dass diese zwei Hälften unterschiedliche Aufgaben für unseren Körper übernehmen. Während sich die linke Hälfte um logische Bereiche wie Mathematik und Zahlen, um Wissen, Inhalte und Details kümmert, übernimmt die rechte Hälfte den kreativen Teil. Also das Musische, das Künstlerische, das Ganzheitliche. Man könnte fast sagen, dass die linke Hirnhälfte unsere männliche Hälfte ist und die rechte eher die weibliche,

---

* Auch wenn die moderne Hirnforschung mittlerweile andere Modelle entwickelt hat, möchte ich mich auf das Hemisphären-Modell beziehen.

und zwar völlig unabhängig davon, welchem Geschlecht wir selbst angehören.

Während die linke Hälfte eher logisch rational denkt und Zahlen, Daten, Fakten benötigt, entscheidet die rechte Hälfte aus dem Bauch heraus. Sie ist unser emotionaler Teil, der uns fürsorglich und emotional leitet und uns mit positiver Energie versorgt. Wie eine liebevolle Mutter.

Dabei sind unsere zwei Hirnhälften in ständigem Funkkontakt miteinander. Das läuft bei einer Kaufentscheidung dann beispielsweise so ab:

»Linke Hälfte an rechte, checke kurz durch: Habe ich genügend Fakten? Ist das praktisch? Können wir uns das leisten? Gibt es vernünftige Gründe für diesen Kauf?« … »Rechte an linke: Ich fühl mich soooo wohl. Ich habe ein so gutes Gefühl. Ich liebe es. Ich bin ganz hin und weg. Ach, ist die Welt wundervoll! Yesssss!« … Linke an rechte: »Denk nach. Haben wir alles bedacht?« … Rechte an linke: »Jaaaaaa, Liebling, ich bin soooo glücklich.« … Linke an rechte: »Nachdenken habe ich gesagt. Kühlen und klaren Kopf bewahren.« … Rechte an linke: »Schon zu spät.« … Linke an rechte: »Typisch …«

Das klingt doch fast wie ein Gespräch zwischen Ehepartnern, oder?

Und wenn die zwei Partner sich gut verstehen und gut zusammenarbeiten, dann sind die glücklichen Zeiten vorprogrammiert. Bezogen auf unsere Hirnhälften bedeutet das: Wenn beide gut zusammenarbeiten und beide glücklich sind, dann sind wir mit uns und der Welt im Einklang. Dann können wir Bäume ausreißen und die Welt umarmen. Dann ist kein Berg zu hoch und unsere Motivation grenzenlos.

Oder auf den Kauf bezogen: Wenn beide Hirnhälften einverstanden sind beim Kauf eines Produktes, dann sind Kunden glücklich. Auch noch lange nach dem Kauf.

Offensichtlich wusste das mein Autoverkäufer. Oder er hat es unbewusst richtig gemacht:

Er versorgte meine linke Gehirnhälfte mit Zahlen, Daten und Fakten und ließ die rechte Hälfte sich wohlfühlen. Perfekt! So macht man das.

Dann ließ er mich alles anfassen, testen, spüren. Und dann kam der Höhepunkt: Nach der Probefahrt verankerte er mein emotionales Hochgefühl mit den Worten: »Und das können Sie jeden Tag haben.«

Bäng! Das saß!

Was für ein genialer Satz!

Sätze dieser Art sind der Turbo für Deinen Verkaufsabschluss. Sofern Du vorher alles richtig gemacht hast. Aber dazu kommen wir später.

Vorher sei noch erwähnt: Bekanntlich besitzen wir Menschen fünf Sinne: Sehen, Hören, Fühlen, Schmecken und Riechen. Wenn Du es schaffst, möglichst viele Sinne Deiner Kunden zu bedienen, dann wird Verkaufen zum Kinderspiel.

Wenn es also etwas auszuprobieren gibt, dann lass Deinen Kunden die Dinge anfassen und testen. Gönn Deinen Kunden dieses Aha-Erlebnis, es selbst getan zu haben.

Das bedeutet für Dich:

1. Lass Deinen Kunden seine Wunsch-Brillenfassung selbst aufsetzen.
2. Drück ihm die UV-Lampe in die Hand und lass ihn die phototropen Testgläser wie von Zauberhand einfärben.
3. Lass ihn mit der Blaulichtlampe spielen, damit er sich selbst überzeugen kann, dass »Blue Zero«, »Blue Cut« und »Blue Protect« kein blaues Licht mehr durchlassen.

④ Gib Deinem Kunden die »Unbreakable Titanflex«-Fassung und lass ihn die Brille biegen.

⑤ Und so weiter.

Genauso verhält es sich mit den anderen Sinnen: Lass es Deinen Kunden erleben. Lass es ihn sehen, lass es ihn hören, lass es ihn fühlen, lass es ihn schmecken und riechen.

»Schmecken? Riechen?«, wirst Du Dich jetzt vielleicht fragen. »Wie soll das denn gehen? Wir arbeiten doch nicht in einer Bäckerei und auch nicht in einer Parfümerie?« Zugegeben: Diese beiden Sinne in einem Augen-optik-Fachgeschäft zu bedienen ist nicht ganz so simpel, aber durchaus machbar. Und wie das ohne allzu viel Aufwand zu bewerkstelligen ist, das erfährst Du im Anhang.

So, genug geredet. Nun aber zum Aufbau unseres Verkaufsgesprächs.

2.4 Das Verkaufsgespräch

Bücher über das Führen von Verkaufsgesprächen gibt es zur Genüge. Egal, ob es »8 Stufen zum Verkaufserfolg« sind oder »10 radikale Prinzipien zum Verkaufen im Grenzbereich«. Egal, ob Du das Verkaufen »mit System« lernen möchtest oder mit »Verkaufspsychologie« oder gar mit »Neuromarketing«. Das Angebot ist riesig. Das einzige Problem ist: Es ist alles so kompliziert! Ich für meine Begriffe kann mir nämlich gar keine acht Schritte merken, die ich bei einem Verkaufsgespräch abarbeiten soll. Ich will mich ja auf den Kunden konzentrieren.

Und »10 Gebote des erfolgreichen Verkaufens« brauche ich auch nicht. Die Zehn Gebote gibt es bekanntlich bereits seit mehr als 2000 Jahren. Das reicht mir völlig. Die müssen nicht neu erfunden werden.

Nein, ich möchte lieber praktisch bleiben.

Somit möchte ich Dich hier mit ein paar psychologischen Dingen unterhalten. Dinge, die leicht anzuwenden sind. Und vielleicht wirst Du Dich bei dem ein oder anderen Tipp wiedererkennen, weil Du es unbewusst eh schon genauso machst.

Und um es einfach zu halten, teile ich das Verkaufsgespräch mal in überschaubare drei Phasen:

1. Das Aufwärmen
2. Der Verkaufsteil
3. Der Abschluss

Und schon geht's los.

2.4.1 Das Aufwärmen: So wirst Du zum Freund Deines Kunden

Nehmen wir einmal an, ein guter alter Freund kommt Dich nach langer Zeit in Deinem Geschäft besuchen. Wie würdest Du ihn begrüßen?

»Hallo!«

Und nun gehst Du vermutlich voller Freude auf ihn zu und breitest Deine Arme aus für eine herzliche Umarmung.

»Wir haben uns ja lange nicht gesehen! … Wie lang ist das her? Fünf Jahre? … Wie geht es Dir? … Wie geht es Deiner Frau? … Wie geht es den Kindern? … Ach, ist das schön, Dich mal wiederzusehen!«

Und schon ist alles »wie früher«, als hättet Ihr Euch gestern das letzte Mal gesehen.

Nicht wahr?

Ähnlich würdest Du es vermutlich mit einem guten, altbekannten Kunden machen. Du würdest ihn behandeln wie einen guten alten Freund. Und so ist das Verkaufen dann ganz einfach. Denn: Ihr vertraut Euch gegenseitig. Dein Freund hat einen Wunsch und Du hilfst ihm mit Deinem Fachwissen, das Richtige für sich zu finden.

Genau das ist das Ziel bei **jedem** Kunden.

Denn dann bist Du in der Rolle des Freundes und Einkaufsberaters.

Und schon ist alles ganz leicht.

Aber wie wirst Du »zum Freund« Deines Kunden?

Die Basis für Freundschaft ist Vertrauen.

MERKE

Die Aufwärmphase hat das Ziel, das Vertrauen Deines Kunden zu gewinnen und eine vertrauensvolle, positive Atmosphäre zu schaffen.

Und wie kannst Du das Vertrauen eines wildfremden Menschen so »mir nichts, dir nichts« gewinnen? Wie überzeugst Du Deinen Kunden innerhalb weniger Minuten davon, dass Du vertrauenswürdig bist? Das ist eine schwierige Aufgabe? Gar nicht!

Denn: Das brauchst Du gar nicht.

Das kann er selbst herausfinden. Du brauchst ihm nur die Gelegenheit dazu zu geben.

Nun sehe ich schon die Fragezeichen auf Deiner Stirn.

Und um die zu beseitigen und Dir zu zeigen, dass das ganz, ganz einfach ist, hole ich mal (wieder) ein wenig aus.

Für uns Menschen war es über Jahrtausende hinweg überlebenswichtig, schnell zu lernen. So lernten die Menschen damals extrem schnell, dass ein Säbelzahntiger gefährlich ist.

Gut so!

Das ist heute noch genauso. Wir Frauen spüren das beispielsweise beim vermeintlichen Schnäppchenkauf im SALE: Da steht an einem Sonderständer ein großes Schild: »Blusen ab 49 €«. Wobei das »ab« natürlich ganz klein gedruckt ist und »49 €« besonders groß. Magisch davon angezogen, stöbert *frau* auf der Suche nach einem neuen Kleidungsstück. Die erste Bluse wird inspiziert: nicht so hübsch ... der Sichtkontakt aufs Preisschild bestätigt: 49 €. Die zweite Bluse wird in Augenschein genommen: nicht so hübsch ... Der Blick auf den Preis bestätigt: 49 €. So geht es weiter. Nur:

Spätestens nach der dritten oder vierten Bluse wird der Preis nicht mehr kontrolliert. Frau geht unbewusst davon aus, dass alle Blusen 49 € kosten. An der Kasse kommt dann das Erwachen: Das gewählte Einzelstück ist wesentlich teurer …

Nun sag nicht, dass das »typisch Frau« ist!

Das Shoppingerlebnis soll nur zeigen, dass die Menschheit, Du inbegriffen, dazu neigt, Dinge schnell zu verallgemeinern.

Dieses schnelle Lernen und Verallgemeinern hilft uns Menschen, schlimme Erfahrungen nicht immer wieder und wieder machen zu müssen:

> Hast Du schon einmal auf die heiße Herdplatte gefasst? Das reicht! Beim nächsten Mal erinnert Dich Dein Gehirn sofort an dieses schlimme Erlebnis und warnt: »Achtung! Könnte heiß sein!«

> Bist Du zwei-, dreimal dem neuen Nachbarn begegnet und hast eine kurze, muffelige Antwort erhalten? Schon machst Du bei der nächsten Begegnung einen Bogen um ihn, weil er »immer so unfreundlich ist« und »sowieso nicht grüßt«.

> Oder hast Du immer mal wieder bei der Nachbarin geklingelt, um eine Bitte loszuwerden, und niemand öffnete? Schon schließt Du daraus, dass »die sowieso nie zu Hause ist«.

Genau diesen Lern- und Verallgemeinerungseffekt kannst Du im Verkaufsgespräch zum Vertrauensaufbau nutzen. Du kannst ihn sozusagen als vertrauensbildende Maßnahme einsetzen.

Wie Du das tust?

Indem Du etwas sagst, das der Kunde direkt selbst überprüfen kann.

Er merkt sofort: »Ja, das stimmt.«

Und dann sagst Du noch etwas, das der Kunde sofort selbst überprüfen kann.

Er merkt wieder: »Ja, das stimmt.«

Und dann sagst Du noch etwas, das der Kunde hier und jetzt selbst überprüfen kann.

Er merkt wieder: »Ja, das stimmt.«

Und dann … Du weißt schon.

Merkst Du etwas? Auch bei Dir haben zwei, höchstens drei Wiederholungen gereicht, dann hattest Du das Prinzip verstanden. Ja, das stimmt!

Dein Kunde lernt genauso schnell. Auch er kapiert das Prinzip.

Er lernt bei diesem Vorgehen: »Das, was mein Gegenüber sagt, stimmt.«

Er lernt also, dass Du die Wahrheit sagst, und schließt daraus unbewusst, dass Du das auch weiterhin tun wirst. Was ja auch stimmt.

Nun stellt sich nur noch die Frage: Über wen oder was redet man denn so mit einem wildfremden Kunden, der gerade Deinen Laden betreten hat?

Welche Themen bieten sich an, die Dein Kunde sofort überprüfen kann?

»Schönes Wetter heute« ist doch etwas abgedroschen, oder?

Na ja … das kann man so oder so sehen.

Abgedroschen hin, abgedroschen her, es ist zumindest ein sehr einfaches und praktikables Thema. Denn: Dein Kunde kann sofort überprüfen, dass Du die Wahrheit sagst.

Das könnte dann so klingen:

»Ja, schönen guten Tag.« – Lächeln!!! »Was haben Sie denn für ein Wetter mitgebracht? Das sieht ganz nach Regen aus.«

»Ja, das stimmt.«

»Da mussten Sie gleich mal den Regenmantel nehmen, was?«

»Ja, genau.«

»Und den Regenschirm haben Sie auch dabei.«

»Ja.«

»Na, die Natur braucht den Regen dringend nach dem langen trockenen Sommer.«

»Ja, und wie.«

»Darf ich Ihnen beides gleich abnehmen und hier hinhängen?«

»Ja, gerne.«

Hurra! Geschafft!

So, das waren sogar fünf Bestätigungen vom Kunden, dass Du die Wahrheit sagst:

1 Ja, es regnet draußen.
2 Ja, ich habe einen Regenmantel an.
3 Ja, ich habe einen Regenschirm dabei.
4 Ja, die Natur braucht dringend den Regen.
5 Ja, ich kann bestätigen, dass Sie meinen Mantel dort hinhängen.

Sollte Dir ein solcher Gesprächseinstieg intellektuell nicht genug erscheinen, möchte ich Folgendes zu bedenken geben:

Du möchtest Deinem Kunden ja nicht beibringen, dass Du der Klügste und Intelligenteste hier im Raum bist. Das wäre zudem echt kontraproduktiv. Du möchtest Deinem Kunden vielmehr mit einfachen Mitteln zeigen, dass Du ehrlich bist und dass Du die Wahrheit sagst. Und, dass er Dir vertrauen kann. Und zwar so, dass er es versteht. Und da ist das Wetter perfekt geeignet.

Du suchst dennoch ein anderes Thema? Okay.

Ein Ehepaar mit Kind im Fußballtrikot betritt euer Geschäft. Dann könnte Dein Gespräch folgendermaßen verlaufen:

»Ja, hallo, da kommt ein junger Mann im Fußballtrikot.« – Lächeln!!!

»Ja.«

»In Rot.«

»Ja.«

»Das sieht ja ganz nach dem FC Bayern aus.«

»Ha, ha, ja.«

»Lass Dich mal anschauen …« (Du musterst das Trikot von allen Seiten.) »Das sieht schick aus.«

»Ja.«

»Von Manuel Neuer.«

»Ja.«

»Wow! Die Nummer 1!«

»Ja.«

Das war's schon. Sechs Mal »Ja« reicht bestimmt:

1. Ja, der Junior trägt ein Fußballtrikot.
2. Ja, es ist rot.
3. Ja, es ist ein Bayern-Trikot.
4. Ja, es ist schick.
5. Ja, es ist von Manuel Neuer.
6. Ja, es ist die Rücken-Nr. 1.

Merkst Du etwas?

Das Prinzip ist ganz simpel: Du brauchst nur auszusprechen, was Du gerade siehst.

Wichtig dabei ist: Tue es häppchenweise.

Du brauchst ja mehrere (innere) Zustimmungen.

Geeignete Alltagsthemen sind alles, was Dir gerade auffällt. Beispielsweise das Wetter, Kinder oder auch mitgeführte Hunde. Einfach alles. Sogar eine defekte Brille, die der Kunde Dir gerade zur Reparatur bringen möchte, ist bestens geeignet. Versuch es doch gleich einmal selbst!

ÜBUNG 2
Wie könntest Du Dein Verkaufsgespräch beginnen?

1 _____
2 _____
3 _____
4 _____
5 _____
6 _____

PLATZ FÜR NOTIZEN

_____
_____
_____
_____
_____
_____

Dieses Prinzip der Gesprächseröffnung kannst Du getrost unter »Klein, aber oho!« einordnen. Denn das Ganze dauert nur wenige Augenblicke. Aber es trägt erheblich zum Gelingen Deines Verkaufsgesprächs bei. Teste es, es lohnt sich. Ach ja, falls Du ein Beispiel aus der Augenoptik benötigst, hier ist eines:

»Hallo!« – Lächeln – »Was haben Sie mir denn da mitgebracht?«

(Kunde zeigt/übergibt Etui.)

»Ah, ein Brillenetui!«

»Ja, mit Inhalt.«

»Ah, was haben wir denn da?« – Etui öffnen – »Oh, das sieht mir ganz nach einem Bruchpiloten aus …«

»Ha, ha, ja.«

»Hmmm, da hat der HUGO BOSS (Jaguar, Mercedes, Gucci …) wohl etwas gelitten.«

Ha, ha, ja.«

»Der rechte Bügel …«

»Ja, ich habe nichts gemacht, lag einfach daneben.«

»Schauen Sie mal, da ist Ihnen nur das Schräubchen herausgefallen.« – (Dem Kunden zeigen, was Du meinst.)

»Ah, ja, können Sie das gleich erledigen?«

»Ja, selbstverständlich. Mögen Sie in der Zwischenzeit einen Kaffee, Cappuccino oder Espresso trinken?«

»Ja, gerne. Sie haben aber einen tollen Service.«

MERKE

Du gewinnst das Vertrauen Deines Kunden schnell, wenn Du Dinge sagst, die er sofort überprüfen kann.

Nun kann Dein Kundengespräch weitergehen.

Du könntest langsam in Richtung Bedarfsermittlung/Verkauf gehen.

Oder noch ein wenig Small Talk machen.

Apropos Small Talk:

Über was redet man denn so beim Small Talk? Und worüber besser nicht?

Wozu dient der Small Talk überhaupt? Was will man damit erreichen?

Das Vertrauen Deines Kunden solltest Du ja bereits gewonnen haben.

Wozu denn jetzt noch »small talken«?

Nun, ich denke, der Small Talk hat folgende Ziele:

> das gerade gewonnene Vertrauen festigen,
> eine positive Atmosphäre schaffen und bewahren,
> »auf eine Wellenlänge« kommen mit dem Kunden.

Worüber sprichst Du also am besten?

Über alles, was euch einander näher bringt.

Über Nettes, Schönes, Lustiges und Gemeinsamkeiten.

Also Themen wie:

> Hobby/Sport,
> Urlaub,

- Essen/Trinken,
- Klatsch und Tratsch der »Yellow Press«,
- Positives aller Art.

Und weil Du ja eine schöne und positive Atmosphäre schaffen willst, solltest Du diese Themen unbedingt meiden (»No-Gos«):

- Politik,
- Religion,
- Katastrophen,
- Krankheiten,
- Negatives aller Art.

Und wenn Du schon dabei bist, eine schöne und positive Atmosphäre zu schaffen, dann kannst Du gleich einen weiteren »Turbo« zünden:

Stelle oder setze Dich genauso hin wie Dein Kunde. Das schafft eine weitere Gemeinsamkeit (Ihr steht gleich). Und: Ja, tatsächlich. Das hilft.

Dieser »Trick« stammt aus dem NLP (Neuro-Linguistisches Programmieren).

Das NLP wurde Anfang der 1970er Jahre von Richard Bandler und John Grinder (und Frank Pucelik) an der University of California entwickelt. Die Gründer fragten sich, warum ein paar wenige Psychotherapeuten in den USA so überaus erfolgreich waren und andere nicht. Genauer: was den Unterschied machte in der Kommunikation.

Also machten Sie sich auf und fragten den Gestalttherapeuten Fritz Perls, die Familientherapeutin Virginia Satir und den Hypnosetherapeuten Milton H. Erickson, was sie anders machen würden als all die anderen, weniger erfolgreichen Therapeuten.

Leider antworteten alle drei einstimmig: »Wissen wir nicht.«

So beobachteten die Gründer des NLP damals die Therapeuten bei ihrer Arbeit.

Aus diesem Beobachten entstanden die ersten Methoden des NLP, die später noch weiterentwickelt wurden.

NLP ist also ganz praktisch aus dem Beobachten entstanden.

So sind im NLP viele »Methoden« enthalten, die wir unbewusst eh schon anwenden. Aber wir merken es nicht. Diese Dinge werden im NLP bewusst gemacht und bewusst eingesetzt, um ein bestimmtes Ziel zu erreichen.

Oje, jetzt höre ich Euch, liebe Lesende, schon innerlich aufschreien: »Manipulation!«

Ja, das ist Manipulation. Aber: Du manipulierst immer.

Allein Deine bloße Anwesenheit ist Manipulation: Durch Deine Anwesenheit wird sich Dein Kunde anders verhalten, als wenn er allein wäre. Das tut er, weil er Dir imponieren möchte, weil er Dir gefallen möchte oder schlichtweg weil er weiß, wie »man« sich in Gesellschaft benimmt.

Auch Deine Mimik und Gestik manipuliert Dein Gegenüber. Deine Stimme. Deine Kleidung. Einfach alles. Weil alles von Deinem Gegenüber wahrgenommen und aus seiner Sicht heraus interpretiert wird.

MERKE
Ganz gleich, ob bewusst oder unbewusst, Du manipulierst immer.

Und bevor Du nun unbewusst in irgendeine Richtung manipulierst, die möglicherweise Euch beiden schadet, mach es doch bewusst und zielgerichtet. Wenn es euch beiden dient, ist beiden damit geholfen.

Es geht daher wohl eher nicht darum, **ob** Du manipulierst. Es geht vielmehr darum, **wie** Du manipulierst und **welchem Zweck** es dient.

Du möchtest Positives erreichen?

Du möchtest Deinem Kunden helfen, das Richtige für sich zu finden? Und das möglichst schnell, freundlich, hilfsbereit, kompetent? Ja, bitte schön: Dann nutze doch die Erkenntnisse des NLP, um die Aufwärmphase mit Deinem Kunden zu gestalten und euch beiden ein positives Einkaufserlebnis zu kreieren.

Somit wären wir auch zurück beim Thema. Wo waren wir doch gleich abgebogen?

Ach ja: Stelle oder setze Dich genauso hin wie Dein Kunde.

Beim Beobachten der Therapeuten stellten Bandler und Grinder nämlich fest, dass der Therapeut und sein Klient nach einer Weile die gleichen Körperhaltungen einnahmen. Das schien das äußere Zeichen zu sein, dass Therapeut und Klient »auf einer Wellenlänge« waren. Und noch mehr: Veränderte einer der beiden seine Körperhaltung, folgte ihm der andere nach und passte sich wieder an. Dieses »magische Band« zwischen zwei oder mehreren Personen nennt man im NLP »Rapport«.

Achte mal darauf: Egal, ob am Bahnsteig zwei Arbeitskollegen zusammensitzen und auf den Zug warten. Ob Seminarteilnehmer im Seminar zusammenhocken. Oder ob gute Freunde gemeinsam ein Bier trinken gehen. Wenn sie sich gut verstehen, dann sitzen sie gleich. Oder sie sitzen genau seitenverkehrt/gespiegelt. Beides ist das Zeichen, dass »Rapport« zwischen den Menschen herrscht.

Das passiert unbewusst. Bei allen Menschen. Auch bei Dir und Deinem Kunden.

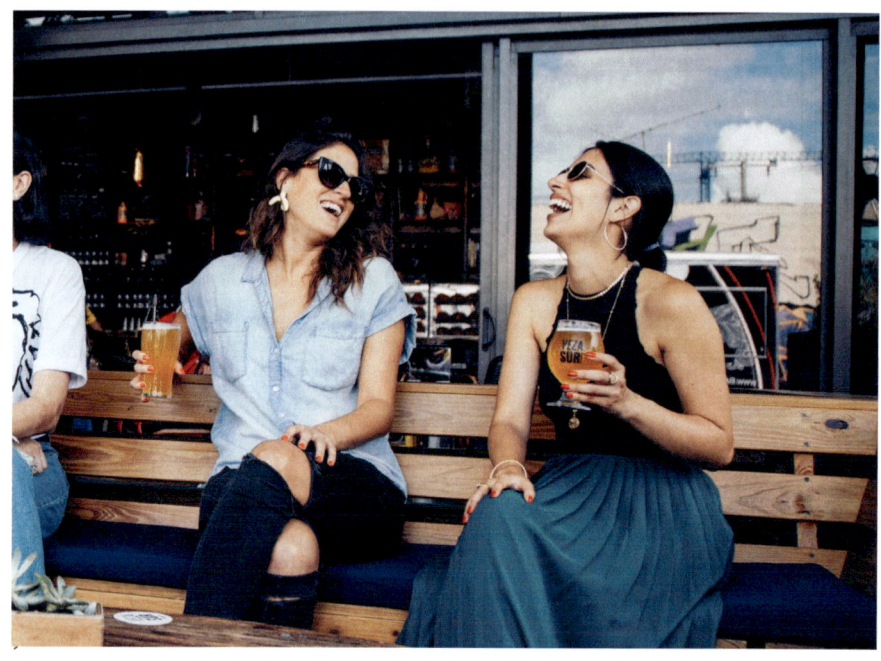

Diese zwei verstehen sich gut. Du kannst es daran erkennen, dass sie sich gegenseitig spiegeln. (Foto: Elevate von Pexels)

So. Genug aufgewärmt. Nun kann es losgehen mit dem Verkaufen.

2.4.2 Der Verkaufsteil: Was will Dein Kunde wirklich?

So viel steht fest: Wenn ein Kunde Euren Laden betritt, dann will er etwas von Euch. Sonst wäre er nicht zu Euch gekommen.

Wie motivierst Du nun Deine Kunden wirkungsvoll, bei Euch zu kaufen?

Der Verkaufsprofi Karsten Brocke sagt dazu in seinem Buch »Wenn Du siegen willst, lass andere gewinnen«:

»Verkaufen bedeutet, Menschen zu aktivieren. Und das bedeutet, Fragen zu stellen. Die richtigen Fragen, damit der Kunde in die Lage versetzt wird, dass er bei Ihnen kaufen darf.«

Okay, da lohnt sich eine nähere Betrachtung:

Die ersten beiden Sätze sind noch leicht verständlich:

> »Verkaufen bedeutet, Menschen zu aktivieren.« Ja, klar. Dein Kunde soll zum Kauf motiviert und aktiviert werden.

> »Und das bedeutet, Fragen zu stellen.« Ja, auch klar. Wenn Du eine Frage stellst, aktivierst Du Deinen Kunden. Der muss nämlich etwas tun: Dir antworten.

Aber jetzt kommt's: »Die richtigen Fragen, damit der Kunde in die Lage versetzt wird, dass er bei Euch kaufen **darf**.«

Klingt kompliziert … oder nach Wunschdenken. Hast Du auch gleich das innere Bild vor Dir, dass eine Menschentraube vor Eurem Laden steht und um Einlass bittet? So wie damals, als die Harry-Potter-Bücher erschienen?

Da hat der liebe Karsten in seiner lockeren und sehr unterhaltsamen Art etwas ausgesprochen, was sich im Stillen jeder Verkäufer wünscht: nämlich Kunden, die unbedingt bei ihm kaufen wollen. Bei Dir persönlich! Nicht bei Amazon oder bei der Konkurrenz.

Aber soooo weit hergeholt ist das doch gar nicht. Oder?

> Ist es für Dich machbar, Deine Kunden in die Lage zu versetzen, dass sie bei Dir gern kaufen?

> Ist es für Dich machbar, dass Deine Kunden dankbar sind für die gute, sympathische und kompetente Beratung? Dankbar für die schöne Ware? Dankbar für den tollen Service?

> Kurzum: Ist es für Dich machbar, dass Deine Kunden schließlich »Danke« sagen, dass sie bei Dir kaufen durften, weil sie rundum zufrieden sind?

Na also. Dann hat er wohl recht, der liebe Karsten.

Jetzt stellt sich nur die Frage: Wie bekommst Du es hin, dass Deine Kunden so zufrieden sind?

Nächste Frage: Ja, was will Dein Kunde denn?

Keine Ahnung?

Na, dann frag ihn doch!

Merkst Du etwas?

Diese Fragerei lässt Dich nicht los. Sie ist wie eine lästige Fliege, die sich nicht abschütteln lässt. Wie eine Mücke, die beim Einschlafen um Deine Nase summt.

Man wird sie einfach nicht los. Es lohnt sich also, sich des Themas anzunehmen.

Aber: Wie fragst Du »richtig«? Also zielgerichtet?

Welche Fragen sind sinnvoll und führen Dich zum Ziel? Welche führen eher in die Irre?

Das liest Du gleich im nächsten Kapitel.

Dort erfährst Du beispielsweise, warum Du nicht »Warum?« fragen solltest und warum »Kann ich helfen?« eine blöde Frage ist. Und natürlich, wie Du es besser machst.

Bevor wir uns den Fragen noch einmal ausführlich widmen, möchte ich Dich noch kurz etwas fragen: Wozu dient der Verkaufsteil denn überhaupt?

Ehe Du lange herumrätselst, möchte ich Dir auch gleich die Lösung verraten: der Bedarfsermittlung.

Das ist der wichtigste Teil.

Um zu zeigen, wie wichtig diese genaue Bedarfsermittlung ist, habe ich in meinen Seminaren immer wieder eine kleine Demonstration eingebaut. Okay, es war ein kleines bisschen fies, denn ich tat dies genau an dieser Stelle, also nach dem Teil »Aufwärmen«. Somit waren die Teilnehmer total darauf fixiert, Aufwärmsätze zu konstruieren und sich genauso hinzustellen wie ihr Gegenüber. Und so hat meine kleine Demonstration quasi immer funktioniert.

Ich drückte einem der Teilnehmer eine Zahnbürste in die Hand und bat ihn, mir diese zu verkaufen.

Nach einem etwas holperigen Gesprächseinstieg schien es für die meisten der Teilnehmer eine einfache Übung: Siegessicher priesen sie mir alle Vorteile und Eigenschaften dieser wunderbaren Zahnbürste an: den schönen blauen Griff inklusive Noppen, edel im Design und praktisch, damit mir die Zahnbürste beim Gebrauch nicht aus den Händen gleite; den schön geformten kleinen Kopf, der hervorragend auch in die kleinen Winkel im

Mund passt, um auch dort zu säubern; die gleichmäßig gezackten Borsten, damit auch die Zahnzwischenräume gesäubert werden und glänzen. Des Weiteren wurden regelmäßig meine schönen Zähne gelobt und wie wunderbar ich mein schönes Lächeln erhalten könne mit dieser Bürste. Und so weiter, und so fort. Ein einziger Lobgesang, viel Geschleime und viel Blabla.

Zum Schluss lachte ich dann und sagte: »Wissen Sie, ich bin Künstlerin. Ich brauche eine Zahnbürste zum Auftragen der Farbe auf Leinwand. Und diese hier hat zackige Borsten, die kann ich nicht gebrauchen.«

Spätestens jetzt war allen klar: Eine genaue Bedarfsermittlung ist durchaus sinnvoll.

MERKE

Das Zauberwort für einen gelungenen Verkaufsabschluss heißt »fragen«.

Je hochwertiger Dein Produkt ist, desto wichtiger ist es, dass Du genauestens über Deinen Kunden Bescheid weißt.

Denn nur, wenn Du weißt, wie Dein Kunde »tickt«, kannst Du:

> Deinen Kunden individuell beraten und schließlich das liefern, was er wirklich braucht,
> Dein Produkt auf die Bedürfnisse des Kunden anpassen,
> die richtigen bedarfsgerechten Nutzenargumente bringen, um den Kauf erfolgreich abzuschließen.

Ah, da hätte ich doch fast noch einen ganz wichtigen Punkt vergessen. Eine Eigenschaft, die jeder, aber wirklich jeder gute Verkäufer unbedingt mitbringen muss:

Du musst auch zuhören können.

Und zwar so lange, bis Du Dir »ein Bild machen kannst« von Deinem Kunden. Bis Du meinst, Ihn wirklich verstanden zu haben.

Aber was heißt das schon, »einen Menschen zu verstehen«?

Die Menschen, Deine Kunden eingeschlossen, sind doch soooo verschieden …

2.4.2.1 So verstehst Du Deine Kunden besser: Persönlichkeitsprofile

Sind Deine Kunden wirklich so verschieden?

Jein.

Ja, Deine Kunden sind sehr verschieden. Ganz individuell. Und jeder hat dazu noch seine eigene Geschichte, die ihn prägt.

Und nein. So sehr verschieden sind sie nun doch wieder nicht, als dass man sie nicht in »Charaktergruppen« einteilen könnte.

Einige Psychologen dieser Welt entwickelten zum Beispiel aus persönlichen Eigenschaften sogenannte »Persönlichkeitsprofile«.

Eines der sehr einfachen und älteren, aber bekannteren Modelle ist das sogenannte DISG-Modell. Dabei steht D für Dominanz. I steht für Initiative. S für Stetigkeit und G für Gewissenhaftigkeit.

Diese Eigenschaften (Dominanz, Initiative, Gewissenhaftigkeit und Stetigkeit) sind bei Dir und Deinen Kunden unterschiedlich stark ausgeprägt. Je nachdem, welche der Eigenschaften Du in Deinem jeweiligen Kunden erkennst, kannst Du gezielt darauf eingehen.

Ein Beispiel macht dies anschaulich:

Ein Kunde mit einem großen Anteil Stetigkeit ist eher ein Bauchmensch. Er möchte dazugehören und von allen geliebt werden. Er greift gerne auf Altbewährtes zurück, hört auf sein Gefühl, lässt sich gern beraten und vertraut Dir. Diesen Menschen wirst Du mit dem Argument: »Das verkaufen wir sehr viel«, zum Kaufen bewegen.

Ein Kunde mit einem großen Anteil an Gewissenhaftigkeit dagegen ist meist ein Kopfmensch und Individualist und braucht viele Informationen. Er wird gut und gründlich über eine Neuanschaffung nachdenken. Das gleiche Argument, nämlich: »Das verkaufen wir sehr viel«, ist das K.-o.-Kriterium für den individuellen »G-Typen«. Du wirst ihn damit endgültig aus dem Laden vertreiben.

Nun möchte ich hier gar nicht so tief in die Persönlichkeitsprofile eintauchen.

Das wäre viel zu umfangreich und würde sicherlich ein ganzes Buch füllen. Und Bücher über dieses Thema gibt es bereits reichlich.

Aber ist es nicht spannend und interessant, sich mit den unterschiedlichen Aspekten der Kommunikation zu befassen? Was ist Verkaufen denn anderes als eine gute, zielgerichtete Kommunikation?

Und es ist sicherlich lohnenswert, Deinem Werkzeugkasten der guten Kommunikation immer mehr »Tools« hinzuzufügen.

Im nächsten Kapitel findest Du bereits Dein nächstes Tool.

2.4.2.2 So verstehst Du Deine Kunden besser: Sinneskanäle (NLP)

Nutzt Du beispielsweise den gleichen Sinneskanal, den Dein Kunde gerade benutzt?

Spätestens seit der »Erfindung« des NLP ist nämlich bekannt: Wir Menschen nutzen unsere Sinneskanäle (Sehen, Hören, Fühlen, Schmecken, Riechen) unterschiedlich stark. So wie manche Menschen total auf das Sehen fixiert sind (»visuelle Typen«), gibt es andere, denen das Berühren/Fühlen wichtiger ist (»kinästhetische Typen«). Andere wiederum sind eher gehörorientiert (»auditive Typen«).

Menschen, die ihren Geruchssinn (»olfaktorische Typen«) oder ihren Geschmackssinn (»gustatorische Typen«) als Hauptsinneskanal benutzen, gibt es auch, sind aber eher selten.

Auf welchem Sinneskanal ist Dein Kunde gerade unterwegs?

Und warum ist das so wichtig?

Die Antwort ist naheliegend: Wenn Du mit Deinem Gegenüber nicht die gleiche Sprache sprichst, dann ist die Gefahr recht groß, dass Missverständnisse aufkommen, oder?

Und gerade im Verkaufsgespräch geht es doch um die Wurst: Kauft er oder kauft er nicht?

Da ist es durchaus sinnvoll, Deinen Kunden so genau wie irgend möglich zu verstehen, um ihn/sie auf dem richtigen Fuß zu erwischen.

Dennoch ist mir häufig aufgefallen, dass dieses simple Instrument in Verkaufsgesprächen nicht genutzt wird.

Gönne Dir mal den Spaß und beobachte eine Frau, die sich bei der Kleidersuche beraten lässt. Da steht diese Frau in einem Kleid vor dem Spiegel, schaut sich an und sagt: »Hmmm … irgendwie fühle ich mich nicht wohl in diesem Kleid.« Und was antwortet der Verkäufer/die Verkäuferin? »Es sieht aber klasse aus, steht Ihnen gut.«

Na, das war ja mal klassisch daneben argumentiert. Denn das hat die Kundin vermutlich auch gesehen. Aber gerade hat sie ihrem Berater doch mitgeteilt, dass sie sich nicht wohl **fühlt**. Dass sie also auf der Gefühlsebene unterwegs ist. Nicht im visuellen Bereich.

Eine bessere Reaktion wäre also gewesen:

»Wie fühlen Sie sich denn mit dem Schnitt des Kleides?«

»Ist es angenehm zu tragen?«

»Sitzt es gut?«

»Wie empfinden Sie denn die Farbe, fühlen Sie sich mit ihr wohl?«

»Wie bequem ist das Kleid für Sie?«

»Ist der Stoff angenehm?«

»Wie fühlen Sie sich mit der Länge?«

»Was können wir denn ändern, damit Sie sich wohl fühlen?«

Genauso verhält es sich beim Brillenverkauf. Da steht Dein Kunde vor dem Spiegel, schaut sich an und sagt: »Nee, damit fühle ich mich nicht wohl.«

ÜBUNG 3
Und was antwortest Du als Experte?

1 _____

2 _____

3 _____

4 _____

5 _____

6 _____

PLATZ FÜR NOTIZEN

Woran kannst Du also erkennen, welchen Sinneskanal Dein Kunde gerade benutzt?

Er verrät es Dir selbst. Du brauchst nur genau hinzuhören.

Benutzt Dein Kunde gerade den **visuellen** Sinneskanal, so benutzt er Wörter, die mit dem Sehen zu tun haben. Beispielsweise: sehen, schauen, beobachten, erkennen, sichtbar, leuchten, sieht gut aus, klar, dunkel, hell, unübersehbar, durchsichtig, übersichtlich, Überblick behalten, schönes Design, einsichtig sein.

Benutzt Dein Kunde gerade den **kinästhetischen** Sinneskanal, dann nimmt er eher Wörter, die mit dem Gefühl zu tun haben. Zum Beispiel: fühlen, empfinden, wahrnehmen, tasten, sich wohl fühlen, am eigenen Leib erfahren, Herzklopfen, auf die Palme bringen, im siebten Himmel schweben, mir stockt der Atem.

Benutzt Dein Kunde gerade den **auditiven** Sinneskanal, wirst Du eher Wörter von ihm hören, die mit Klang zu tun haben, wie: hören, lauschen, versprechen, sagen, schreien, reden, erklären, rauschen, klingen, viel Gutes hören, Gehör verschaffen, das war ein Paukenschlag, das klingt fantastisch, leise, still.

Da der **gustatorische** und der **olfaktorische** Sinneskanal eher selten benutzt werden und manchmal nicht trennbar sind, möchte ich die beiden hier zusammenfassen.

Benutzt Dein Kunde gerade einen dieser beiden Sinneskanäle, dann wirst Du Wörter vernehmen wie: duften, riechen, schmecken, schnüffeln, Geruch, Geschmack, süß, sauer, das ist bitter, bitterer Beigeschmack, süßes Geheimnis.

Alles klar?

Magst Du das Ganze noch etwas festigen? Dann folgt hier eine einfache kleine Übung:

ÜBUNG 4
Welchen Sinneskanal benutzt Dein Kunde gerade?

(V = visuell, K = kinästhetisch, A = auditiv, GO = gustatorisch + olfaktorisch)

Alles klar	V	K	A	GO
Das hört sich gut an	V	K	A	GO
Das ist einleuchtend	V	K	A	GO
Ach, wie süß!	V	K	A	GO
Dabei habe ich kein gutes Gefühl	V	K	A	GO
Wie sieht das aus?	V	K	A	GO
Was halten Sie davon?	V	K	A	GO
Das klingt vielversprechend	V	K	A	GO
Ich fühl mich pudelwohl	V	K	A	GO
Ich musste mir erst einmal ein Bild von Ihrem Geschäft machen	V	K	A	GO
Bittere Erfahrung	V	K	A	GO
Das ist ja der Knaller	V	K	A	GO
Das empfinde ich genauso	V	K	A	GO
Das ist stimmig	V	K	A	GO
Das macht Spaß	V	K	A	GO
Das finde ich auch	V	K	A	GO
Ich habe die Vorteile erkannt	V	K	A	GO
Wow, das ist cool	V	K	A	GO

Das riecht förmlich nach Erfolg	V	K	A	GO
Das sehe ich genauso	V	K	A	GO
Stimmen Sie mir zu?	V	K	A	GO
Das scheint mir eine bequeme Lösung zu sein	V	K	A	GO
Es sieht so aus, als hätte ich mich durchgesetzt	V	K	A	GO
Das klingt ganz nach einer klaren Sache	V	K	A	GO
Sieht gut aus, ich fühl mich wohl dabei	V	K	A	GO
Sieht cool aus	V	K	A	GO

PLATZ FÜR NOTIZEN

Hast Du es bemerkt? Bei den letzten Sätzen benutzt Dein Kunde sogar mehrere Sinneskanäle gleichzeitig.

Wie reagierst Du nun darauf?

Ganz einfach: Wenn Du einen der beiden Sinneskanäle benutzt, reicht das vollkommen. Oder Du wiederholst einfach, was Dein Kunde gesagt hat. Wenn es passt. Sagt Dein Kunde zum Beispiel: »Sieht cool aus«, so könntest Du antworten: »Ja, sieht sehr cool aus!« Und schon darfst Du ihm das gute Stück über den Ladentresen reichen.

Womit wir auch schon beim nächsten Thema wären: dem Abschluss.

Ah, vielleicht doch noch nicht ganz.

Eine Kleinigkeit in Sachen Kommunikation wäre da noch erwähnenswert und extrem hilfreich: Wie bietest Du denn Alternativen an?

Wie Du das ab sofort erfolgreich machst, folgt im nächsten Kapitel.

2.4.2.3 Alternativen bieten: So nicht? Aber vielleicht so!

Diesen Tipp darfst Du wieder unter »Klein, aber oho!« verbuchen. Es ist nur eine Winzigkeit, aber sie macht einen so großen Unterschied. Oh ja.

Worum es geht? Es geht um das kleine Wörtchen »aber«.

Nehmen wir mal an, eine Kundin betritt Dein Geschäft und sucht eine braune Brille mit grünen Bügeln. Ein ungewöhnlicher Wunsch. Und die Wahrscheinlichkeit, dass Du eine solche Brille in Deinem Geschäft findest, geht gegen null.

Was tut nun ein »normaler« Verkäufer in dieser Situation? Er sagt: »Oh, braun mit grünen Bügeln? Das haben wir nicht da.« Die Kundin wird nun Deine Brillenauslage noch einmal mit den Augen überfliegen und den Laden verlassen.

Ein etwas geübterer Verkäufer wird in der gleichen Situation vielleicht etwas geschickter vorgehen. Er wird der Kundin mit dem ungewöhnlichen Wunsch eine Alternative anbieten. Das könnte so klingen: »Ja, ich zeige Ihnen gern unsere schönen braunen Brillen, aber welche mit grünen Bügeln haben wir leider nicht da.«

Auch das ist normalerweise das Todesurteil für das Verkaufsgespräch. Jede normale Kundin hört: »… haben wir nicht da«, bedankt sich nun freundlich und geht.

Was tust Du von nun an? Du sagst: »Wir haben zwar keine braunen Brillen mit grünen Bügeln da, aber ich kann Ihnen wunderschöne Fassungen in Braun zeigen. Die neuesten Modelle sind gerade eingetroffen. Und dann schauen wir gern gemeinsam, ob es für das ausgesuchte Modell auch grüne Bügel gibt. Möchten Sie diese hier mal probieren?«

Bemerkst Du den Unterschied?

Im NLP sagt man: Alles vor dem »Aber« ist gelogen. Das klingt im ersten Moment hart. Aber ist es nicht tatsächlich so? In jedem Fall wird alles vor dem »Aber« abgeschwächt und alles nach dem »Aber« stark betont. Oder anders ausgedrückt:

Alles vor dem »Aber« wird gesagt, aber alles nach dem »Aber« wird gehört.

Prüfe selbst:

Wann würdest Du eher kaufen?

> »Ich kann Ihnen schöne Handtaschen zeigen, aber sie sind nicht rot.«
> Oder:
> »Sie sind zwar nicht rot, aber ich kann Ihnen schöne Handtaschen zeigen.«

> »Wir haben nur hellgraue Brillen da, hellblaue leider derzeit nicht.«
Oder:
»Wir haben zwar keine hellblauen Brillen da, aber ich kann Ihnen schöne Fassungen in Hellgrau zeigen, das hat im Gesicht eine sehr ähnliche Wirkung.«

> »Mit diesem Staubsauger geht das Saugen superleicht, aber er ist deutlich teurer.«
Oder:
»Dieser Staubsauger hat zwar seinen Preis, aber dafür erledigen Sie Ihre Hausarbeit quasi so nebenbei.«

> »Diese zusätzliche Beschichtung macht Ihre Brillengläser auf der Oberfläche superglatt, damit Sie sie leichter putzen können, aber dafür kostet es zusätzlich 79 €.«
Oder:
»Für diese zusätzliche Oberflächenglättung investieren Sie zwar zusätzlich 79 €, aber dafür macht sie Ihnen jeden Tag Freude, weil Ihre Gläser viel leichter zu pflegen sind.«

MERKE

Alles vor dem »Aber« wird abgeschwächt, alles nach dem »Aber« wird verstärkt.
Alles vor dem »Aber« wird gesagt, alles nach dem »Aber« wird gehört.

Möchtest Du etwas verkaufen? Dann nimm bei Sätzen mit »aber« das Negative nach vorn. Es wird von dem Positiven, das nun folgt, übertüncht. Das Positive bleibt Deinem Kunden im Gedächtnis und dem Abschluss steht nichts mehr im Weg.

Womit wir beim Thema wären.

2.4.3 Der Abschluss

Bei einem darfst Du Dir sicher sein: Wenn Du Deine Arbeit bisher gut gemacht hast, dann gibt es hier nichts mehr zu tun.

Ich kann mich da nur wiederholen: Dein Kunde ist zu Dir gekommen, weil er etwas von Dir wollte. Wenn Du es geschafft hast, ihm ein guter Freund zu werden, genau zu hinterfragen, was er braucht, und ihm gute, für Deinen Kunden bezahlbare Ware gezeigt hast, dann ist der Verkaufsabschluss so selbstverständlich wie nur irgendetwas.

Es gibt also nichts mehr zu tun für Dich.
Außer … Ja, außer vielleicht noch ein paar »Turbos« einzubauen.

Wie war das doch gleich? Die rechte und die linke Gehirnhälfte müssen »Ja« sagen.
Also der Verstand und das Bauchgefühl. Dann ist das Verkaufen ein Kinderspiel.

Wie Du den Verstand, also die linke Gehirnhälfte, zum Abschluss noch einmal bedienst und wie Dich die gute alte »Ja-Straße« zum Erfolg bringt, das liest Du gleich im nächsten Kapitel ausführlich.

Und wie Du die rechte Gehirnhälfte, also das gute Bauchgefühl Deines Kunden, mit positiven Emotionen betankst, damit Dein Kunde kauft, das liest Du jetzt:

Um zu verinnerlichen, wie Du die positiven Gefühle Deines Kunden noch einmal richtig verankerst, hilft uns unser Beispiel zu Beginn des Kapitels über das Verkaufen weiter.

Erinnerst Du Dich noch an das wundervolle Verkaufsgespräch im Autohaus?

»Das können Sie jeden Tag haben«, sagte der Verkäufer und löste in mir den unwiderstehlichen Drang aus, dieses Auto besitzen zu müssen.

Ja! So koppelt man ein unglaublich gutes Gefühl an sein Produkt. Yessss.

Sätze wie diese sind der Turbo für Deinen Verkaufsabschluss:

> Dieses gute Gefühl können Sie jeden Tag haben.
> Daran dürfen Sie sich jeden Tag erfreuen.
> Das können Sie fortan jeden Tag genießen.
> Von nun an können Sie sich jeden Tag so gut fühlen.
> _____
> _____
> _____
> _____

MERKE

Sätze wie »Dieses gute Gefühl können Sie jeden Tag haben« machen Dein Produkt unwiderstehlich und hinterlassen auch im Nachhinein ein unglaublich gutes Gefühl.

Und es kommt noch besser: Jedes Mal, wenn Dein Kunde Dein Produkt in die Hand nimmt, wird er an dieses gute Gefühl erinnert. Das nenne ich eine gelungene Kundenbindung!

ÜBUNG 5

Dies sind meine Sätze für den positiven Verkaufsabschluss

> _____

> _____

> _____

> _____

> _____

> _____

> _____

> _____

PLATZ FÜR NOTIZEN

2.5 Fragen über Fragen …
Wer blickt da noch durch? Du! Gleich.

2.5.1 Kurz und knapp vorab: Offene/geschlossene Fragen

Dieses Thema wird wohl in jedem Verkaufsseminar bearbeitet. Ich gehe mal davon aus, dass Du längst weißt, was eine offene Frage ist und was eine geschlossene. Insofern möchte ich mich kurzhalten, um Dich nicht zu langweilen.

Eine kurze Wiederholung sei trotzdem erlaubt:

Geschlossene Fragen beginnen mit einem Verb wie z. B.: können, haben, möchten, denken.

Auf diese Fragen kann Dein Gegenüber nur mit »Ja« oder »Nein« antworten. Deine Chance auf ein »Ja« steht also rein rechnerisch fifty-fifty.

Letztlich ist eine geschlossene Frage immer eine Entscheidungsfrage. Du fragst Dein Gegenüber: »Willst Du?«

Beispiel:

> »Darf ich Ihnen ein Glas Wasser bringen?«
> »Möchten Sie mehr darüber erfahren?«
> »Sind Sie damit einverstanden?«

Folglich beendet eine letzte geschlossene Frage dann auch Dein Gespräch: »Lieber Kunde, sagst Du Ja zu diesem Angebot?«

Beenden? Na ja, das war einmal.

Geschickte Verkäufer nutzen eine gut gewählte geschlossene Frage, um die Entscheidung des Kunden bereits zu Beginn des Gesprächs vorwegzunehmen.

Ich nenne das die »Gewinnertechnik«. Sie funktioniert prächtig. Irgendwie bleibt zwar beim Kunden ein merkwürdiges Gefühl zurück, aber er hat schließlich schon »Ja« gesagt, und somit bleibt ihm quasi nichts anderes übrig, als zu kaufen oder einen Termin zu vereinbaren.

Das kannst Du Dir nicht vorstellen?

Hier folgen Beispiele:

> »Sagen Sie, würden Sie Geld annehmen, wenn es Ihnen zusteht?«

> »Sagen Sie, würden Sie eine kostenlose Rentenversicherung annehmen, wenn der Staat Ihnen diese anbietet?«

> »Ärgern Sie sich auch, wenn Sie am Monatsende die Differenz zwischen Ihrem Brutto- und Ihrem Nettogehalt sehen? Und würden Sie sich Zeit nehmen, wenn Sie Ihr Netto größer machen könnten?«

> »Sie haben Anspruch auf Geld vom Staat, das er Ihnen bisher vorenthält. Möchten Sie das haben?«

Wie Du vielleicht bemerkt hast, stammen alle diese Beispiele aus der Finanzdienstleistungsbranche. Und das ist auch genau der Bereich, in dem ich diese Fragetechnik kennengelernt habe. Die Finanzdienstleister sind in der schwierigen Lage, bei ihren Kunden Begehrlichkeiten wecken zu müssen. Denn niemand geht zu einem Finanzdienstleister und sagt: »Ach, Sie haben da eine so wunderbare Rentenversicherung im Schaufenster, darf ich mir diese mal ansehen?« Somit werden Finanzdienstleister gut ausgebildet in Sachen Fragetechniken und Rhetorik.

Warum ich das erwähne?

Eigentlich mag ich diese Methode nicht. Und zum Eröffnen eines Gesprächs halte ich die bereits erwähnten Aufwärmtechniken für viel effizienter, sympathischer und ehrlicher. Du hast es gar nicht nötig, Dich begehrlich zu machen, denn Dein Kunde kommt ja bereits zu Dir, weil er etwas von Dir möchte.

Es sei denn, Du bist nicht in der glücklichen Lage, ein kleines Geschäft am Stadtrand zu besitzen, sondern betreibst Deinen Laden in einem Einkaufszentrum. Dort gibt es reichlich Kunden, die »nur mal schauen« möchten. Das sind Leute, die sich die Zeit vertreiben, weil die Begleitung gerade das WC aufsucht, oder solche, die auf die Angebetete warten, um mit ihr gleich ins Kino zu gehen, oder, oder, oder. Nun betreibst Du als Optiker kein Museum, das man betritt, um ein wenig zu verweilen und um sich nebenbei ein paar schöne Dinge anzusehen. Und Du nimmst auch keinen Eintritt, wie viele Museen es tun. Nein, Du betreibst ein Optikgeschäft und bist darauf angewiesen, in Deinem Geschäft Geld zu verdienen durch das Verkaufen Deiner ausgestellten Waren.

Was machst Du also mit jenen Kunden, die sich nach Deiner freundlichen Begrüßung erst einmal abwenden und sich »nur« umschauen möchten? Wie weckst Du ihr Interesse? Wie schaffst Du es, ihnen doch noch etwas zu verkaufen?

Jetzt brauchst Du eine knackige Gesprächseröffnung, sozusagen einen »Knaller«, um mit Deinem Kunden in Kontakt zu kommen. Jetzt heißt es, sich ins Zeug zu legen, damit der Kunde bleibt.

Und nun ist diese Methode gerade recht, denn auf ein längeres Gespräch wird sich ein Kunde nicht einlassen, der eigentlich nicht angesprochen werden möchte. Frei nach dem Motto: »Nun will der mir auch noch ein Gespräch aufzwängen«, würden offene Fragen diesen Kunden wohl eher vertreiben, als ihn zum Bleiben und Kaufen zu veranlassen.

Eine gute geschlossene Frage hat jetzt den Vorteil, dass Dein Kunde nicht viel sagen muss. Und mit ein bisschen Glück bekommst Du diese harte Nuss geknackt.

Hier ein Beispiel:

»Hallo, Guten Tag. Was darf ich denn für Sie tun?« – »Ich wollte mich nur mal umschauen.« Kunde wendet sich ab.

»Sie suchen eine Sonnenbrille?« – »Ja, mal schauen.«

»Würde es Sie interessieren, wenn Sie eine Ray Ban unter der normalen UVP kaufen könnten?« – »Ja, klar.«

Na also. Nun ist Dein Kunde »ganz Ohr«.

Das funktioniert natürlich nicht nur bei Sonderpreisen. Das gegebene Beispiel ist für mich allerdings ziemlich simpel anwendbar, weil wir in meinem letzten Geschäft unsere Sonnenbrillen dauerhaft knapp unter der UVP kalkuliert haben. Somit ist es für mich ein guter Ansatzpunkt, um Interesse beim Kunden zu wecken. Und das Argument »Geld sparen« zieht bei Kunden fast immer.

Wie diese Technik funktioniert?

Die erste kurze Frage klärt den groben Bedarf. Die zweite Frage ist dann Deine Chance auf den Hauptgewinn: Gehört dieser Kunde gleich Dir?

MERKE

Will sich ein Kunde »nur mal umschauen«, kannst Du ihn mit einer treffsicheren geschlossenen Frage für Dich gewinnen.

Zielsichere geschlossene »Gewinnerfragen« sind beispielsweise:

> Darf es auch ein Angebot sein, bei dem Sie viel Geld sparen? (Eignet sich gut für Aktionsangebote, egal ob für Fassungen, Sonnenbrillen oder Gläser.)

> Würde es Sie interessieren, wenn Sie die neuesten Brillen der Messe in XY (München, Mailand, Paris und so weiter) schon heute kaufen könnten?

> Würden Sie eine zweite Brille kaufen (Arbeitsplatzbrille, Sonnenbrille mit Gläserstärke), wenn es Ihnen Ihren Arbeitstag erleichtert und Sie es sich leisten könnten?

ÜBUNG 6

Dies sind meine Gewinnerfragen

> _____

> _____

> _____

> _____

> _____

> _____

> _____

> _____

PLATZ FÜR NOTIZEN

Damit will ich die geschlossenen Fragen abschließen. Genug davon. Öffnen wir doch das Kapitel »offene Fragen«.

Offene Fragen beginnen mit Fragewörtern wie: was, wer, wie, wo, wann etc.

Eine offene Frage eröffnet das Gespräch, öffnet den Kunden, lässt ihn sprechen.

Du möchtest Deinen Kunden öffnen und ihm zeigen, dass Du Dich für ihn interessierst?

Dann stelle ihm eine offene Frage.

Du möchtest Deinen Kunden zum Reden bringen?

Dann stelle ihm eine offene Frage.

Du möchtest genau wissen, wofür sich Dein Kunde interessiert?

Dann stelle ihm eine offene Frage.

Manchmal erzählt Dein Kunde sogar mehr, als Du wissen willst … Und wenn er dann beginnt, Dir seine ganze Lebensgeschichte zu erzählen … und Du gern das Thema wechseln würdest, dann unterbrich ihn bitte nicht mit einem Satz wie: »Entschuldigung, dass ich Sie unterbreche, aber eigentlich suchen Sie ja XY.« Das wäre unhöflich. Sondern …

Stelle ihm eine offene Frage:

»Ach, worüber hatten wir doch gerade gesprochen, bevor wir abgeschweift sind?«

»Wo waren wir gerade, bevor wir im Privaten gelandet sind?«

»Wie sind wir denn jetzt hierhergekommen? Wo waren wir gerade?«

Und schon kann er weiterreden. Aber über die Dinge, die Dich beim Verkaufen weiterbringen.

Das Fragewort »warum?« solltest Du dabei übrigens besser vermeiden. Warum? Das liest Du gleich im übernächsten Kapitel. Zunächst geht es um den Sinn des Lebens … äh, des Fragens.

2.5.2 Wer fragt, der führt? Was soll das denn?

Immer die gleiche alte Leier: Wer fragt, der führt.

Schon tausendmal gehört … Und tausend Mal ist nix passiert.

Aber wie heißt es doch so schön:

» … Tausend und eine Nacht und es hat Zoom gemacht.«

Vielleicht macht es bei Dir auch gleich »Zoom«?

Was wolltest Du doch gleich? Ah ja: sympathisch sein.

Was macht Dich sympathisch? Na, wenn Du Dich für Deinen Kunden interessierst.

Und wie zeigst Du, dass Du Dich für Dein Gegenüber interessierst? Indem Du ihm/ihr Fragen stellst. Und zuhörst. Außerdem ist es sicherlich interessant für Dich zu erfahren, was der Kunde von Dir überhaupt will.

Was benötigt Dein Kunde?

Wozu möchte er es einsetzen?

Wie hat er dieses Problem bisher gelöst?

Um das alles herauszufinden, hilft nur eines: fragen.

So. Dass Fragen sinnvoll ist, hätten wir schon mal geklärt.

Aber warum führst Du, wenn Du Fragen stellst?

Ganz einfach: Weil Dein Kunde jetzt über Deine Frage nachdenkt. Dein Kunde denkt genau über das nach, wonach Du fragst. Und antwortet Dir dann genau auf diese Frage. **Du** lenkst **seine** Gedanken. Ist das nicht genial?

Indem Du Deinem Kunden zum Beispiel eine Frage zu seinem letzten Urlaub stellst, denkt er über seinen letzten Urlaub nach. Und nicht über alles andere, was ihn derzeit beschäftigt.

Mit den richtigen Fragen könntest Du also, wenn Du könntest, Dein Verkaufsgespräch zu einem positiven Abschluss lenken. Und dabei noch sympathisch sein. Praktisch, nicht wahr?

Tja ... alles klar, wäre da nicht noch die eine Frage: Was, um Himmels willen, sind die »richtigen« Fragen?

Gegenfrage: Wo willst Du denn hin?

Wenn Du weißt, wohin Du willst, dann hast Du die Lösung:

Alles, was in Richtung Ziel geht, ist gut!

Also auf in Richtung Verkaufsabschluss.

Ja, ja. Ich weiß: Ich spreche in Rätseln. Du brauchst ein praktisches Beispiel.

Bitte schön:

Dein Kunde sagt: »Das gefällt mir nicht.«

Die meist gehörte Verkäuferantwort auf diese Aussage ist wohl:

»Was gefällt Ihnen denn nicht?«

Über was denkt Dein Kunde nun nach? Na, über all das, was ihm **nicht** gefällt. Über ein für ihn schreckliches Design und über alles Schlechte an Deinem Produkt. Wenn er sich da hineinsteigert, dann schimpft er gleich noch über das Wetter, seine Schwiegermutter, seinen unfairen Kollegen und die ganze Welt.

Hilft Dir das, Deinen Kunden in Kauflaune zu bringen? Wohl eher nicht.

Nun werden einige von Euch einwerfen: »Moment mal! Ich muss doch wissen, was meinem Kunden nicht gefällt, damit ich es besser machen kann.«

Frage: Warum? Warum musst Du erst fragen, was **nicht** gefällt? Wenn Du doch wissen willst, was Deinem Kunden besser gefallen würde?

Machst Du immer einen Umweg, wenn Du irgendwo hinwillst? Fährst Du mit Deinem Auto von Frankfurt aus auch erst einmal in Richtung Hamburg, wenn Du nach Paris möchtest? Um dann letztendlich herauszufinden, dass das die falsche Richtung ist und Du in Richtung Süden fahren solltest, um Dein Ziel zu erreichen? Natürlich nicht!

Warum fragst Du also nicht gleich, was Deinem Kunden stattdessen **gefallen** würde?

Eine gute Frage wäre beispielsweise:

»Wie müsste es denn aussehen, damit es Ihnen besser gefällt?«

»Was müsste es denn können, damit es zu Ihnen passt?«

»Was können wir ändern, damit es Ihnen gefällt?«

»Was müsste der Artikel können, damit Sie ihn kaufen?«

Merkst Du etwas? Nun denkt Dein Kunde über seine Wünsche nach. Das bringt Dich als Verkäufer in die gute Situation, dass Du genau weißt, was Dein Kunde will. Und ihn als Kunden bringt es in eine gute Stimmung und schließlich in Kauflaune.

Und damit Du und Deine Verkäufer es in Zukunft noch besser machen, ist hier Platz für Eure persönlichen zielführenden Fragen.

Zur Unterstützung findest Du hier ein paar typische Kundenaussagen:

1. Die Brille ist mir zu dunkel.
2. Die ist zu eckig.
3. Nee, den Rahmen mag ich nicht.
4. Das ist mir zu teuer.

ÜBUNG 7

Unsere zielführenden Fragen lauten

1 _____

2 _____

3 _____

4 _____

5 _____

6 _____

PLATZ FÜR NOTIZEN

_____

_____

_____

_____

_____

_____

_____

MERKE

Wer fragt, der führt.
Weil Du die Gedanken Deines Gegenübers genau dahin lenkst, wonach
Du gefragt hast.

Du benötigst ein weiteres Beispiel? Okay.

Dein Kunde fragt nach dem Preis.

Viele Verkäufer würden jetzt einfach einen Preis nennen. Das birgt allerdings die Gefahr, dass Deinem Kunden Dein Produkt auf den ersten Blick zu teuer erscheint und sein Kaufinteresse nicht mehr so groß ist. »Preisschock« nennt man das im Allgemeinen.

Du wärst also gut bedient, erst einmal herauszufinden, wie viel Geld Dein Kunde investieren möchte. Nun könntest Du geneigt sein, genau das zu fragen. Also: »Wie viel möchten Sie denn investieren?« Oder: »Was möchten Sie denn ausgeben?«

Nun ist es ja so, dass sich das Verkäufer- und das Kundeninteresse hinsichtlich des Preises diametral gegenüberstehen. Will heißen: Du willst möglichst hochwertig verkaufen, Dein Kunde dagegen möchte möglichst günstig einkaufen. Wie wird Dir Dein Kunde also antworten? Er wird Dir einen möglichst niedrigen Preis nennen.

Jetzt kannst Du berechtigterweise einwenden: »Ja, aber ich will doch herausfinden, was mein Produkt kosten darf!« Ja. Eben. Aber Du willst von Deinem Kunden nicht die unterste Grenze seiner Investitionsbereitschaft hören, sondern die Obergrenze, nicht wahr?

Wonach fragst Du also??? … Genau! Nach der Obergrenze.

Geschickte Gegenfragen wären also:

»Was wäre es Ihnen denn **wert**, Ihr Problem zu lösen?«

Noch besser wäre:

»Was wäre es Ihnen denn **im Maximum wert**, eine optimale Lösung zu finden?«

»Was würden Sie denn **höchstens** investieren wollen?«

»Was dürfen die Gläser denn **maximal** kosten?«

»Wo liegt Ihr **Limit**, das Sie nicht überschreiten möchten?«

»Was wäre Ihre **Obergrenze**?«

»Wie hoch ist Ihr Budget **maximal**?«

Mit diesen geschickten Fragen lenkst Du die Gedanken Deines Kunden in Richtung Obergrenze seiner Investition. Und er wird Dir von sich aus eine für ihn relativ hohe Summe nennen. Das nenne ich mal eine gute Grundlage für Deine Preisverhandlungen.

Und wenn wir schon beim Gedanken lenken sind, dann darf eine weitere Frageart nicht fehlen: die Alternativfrage. Hier ist sie auch schon.

2.5.3 Die Alternativfrage: Was darf es denn sein, das eine oder das andere?

Eine Alternativfrage ist eine Entscheidungsfrage, genau wie die bereits zu Beginn besprochene geschlossene Frage. Der Unterschied ist, dass Du bei der Alternativfrage nicht nur fragst: »Lieber Kunde, willst Du dieses Angebot annehmen?«, sondern Du bietest ihm zwei oder mehr Alternativen an.

Die Alternativfrage ist relativ manipulativ. Denn sie geht davon aus, dass eine der beiden (oder mehreren) angebotenen Möglichkeiten gekauft wird. Mit einer Alternativfrage fragst Du Deinen Kunden: »Lieber Kunde, möchtest Du das eine oder das andere?«

Das ist eine herrlich einfache Art, die Gedanken Deines Gegenübers zu lenken.

Warum? Weil Dein Gegenüber nun über die (meistens zwei) Alternativen nachdenkt, die Du ihm gerade angeboten hast, und nicht über andere Möglichkeiten. Und schon gar nicht darüber, ob er überhaupt »Ja« sagen soll.

Insofern schließt Du ein »Nein« des Kunden in den meisten Fällen schon aus.

Das klassische Beispiel hierfür bietet uns jede Pommesbude: »Die Pommes mit Ketchup oder Majo?« Noch besser wäre: »Ketchup, Majo oder beides?« Dass man die Pommes auch ohne alles nehmen könnte, wird erst gar nicht angeboten. Wär ja auch blöd, denn Zusatzverkäufe bringen Umsatz.

Die allermeisten Menschen entscheiden sich übrigens für die letzte angebotene Möglichkeit! Irgendwo las ich sogar, es sollen über 70 % sein.

Ich halte diese Zahl für möglich. Denn ich musste es bereits schmerzlich am eigenen Leib erfahren:

Es geschah zu einer Zeit, als auf Flügen noch Snacks in Form eines Sandwiches angeboten wurden. Leider saß ich ganz hinten und sah das Unheil bereits kommen, als die Stewardess vorn beginnend jene Frage stellte: »Was darf es für Sie sein? Schinken oder Käse?«

Wenn sich, wie ich ja wusste, etwa 70 % für den zuletzt genannten Käse entscheiden würden, dann würden es die Käsebrötchen nicht mehr zu mir schaffen. Innerlich dachte ich: »Stell die Frage um. Das kann nicht gut gehen. Dir gehen gleich die Käsebrötchen aus. Stell die Frage um.«

Ab Reihe 20 (von 28) stellte sie ihre Frage dann auch um. Nur nicht in meinem Sinne. Denn nun fragte sie: »Darf es für Sie ein Schinkenbrötchen sein?« Käse war aus. Um das vorherzusehen, brauchte ich keine Kristallkugel zu bemühen.

MERKE

Bei Alternativfragen entscheidet sich die große Mehrheit für die zuletzt genannte Möglichkeit.

Was lernen wir daraus? In der Businessclass wäre das nicht passiert …

Oder: Biete mit einer Alternativfrage **das** als Letztes an, was Du verkaufen willst. Und wenn Du das Letzte (meist Zweite) auch noch mit dem Wörtchen »lieber« schmückst, dann steigen Deine Chancen noch weiter. Weil es so verführerisch klingt.

Alternativfragen:

> Möchten Sie dies oder lieber das?
> Erledigen wir das morgen oder lieber gleich heute Abend?
> Möchten Sie bar zahlen oder lieber unser günstiges Finanzierungsangebot nutzen?

Um das Prinzip der Alternativfrage auf die Spitze zu treiben, kannst Du es noch mit einem Vorteil garnieren. Das klingt dann etwa so: »Lieber Kunde, möchten Sie Ihre neue Brille in den nächsten Tagen abholen oder möchten Sie sie lieber gleich mitnehmen? Bis in etwa einer Stunde können wir die Brille fertig machen, dann können Sie sie heute Abend im Kino bereits testen.« Mit an Sicherheit grenzender Wahrscheinlichkeit wird sich Dein Kunde für Euren Express-Service entscheiden. Und Du hast Dein Geld gleich in der Kasse.

So, das war mein Beitrag zur Alternativfrage. Hast Du schon genug von der Fragerei oder bist Du etwa neugierig, warum Du Dich mit der Frage nach dem Warum fast immer in die Nesseln setzt? Fettnapf, ich kommeeeeeeee!

2.5.4 Warum Du Dich mit » Warum?« in die Nesseln setzt

Nehmen wir mal ein Beispiel aus dem täglichen Leben: »Sie« möchte gern ins Kino gehen.

Ein klassischer Gesprächsverlauf ist doch folgender:

Sie: »Liebling … Gehst du heute Abend mit mir ins Kino?«

Er: »Nö.«

Sie: »Och. Warum denn nicht?«

Er: »Fußball.«

Sie: »Oh nee! Immer schaust du Fußball. Geh doch mit mir ins Kino.«

Er: »Heute kommt Champions League.«

Sie: »Oh Mann, zweiundzwanzig Leute rennen einem dummen Ball hinterher. Wie blöd! Immer dein dummer Fußball …«

Kommt Dir das bekannt vor? Danach ist das Gespräch hoffentlich beendet. Denn auf die endlose Diskussion, warum »er« immer Fußball schaut, kannst Du sicher auch verzichten.

Was hat »sie« denn falsch gemacht?

Analysieren wir doch mal dieses Gespräch:

»Liebling … gehst du heute Abend mit mir ins Kino?«

Falsche Frage, weil geschlossen! Wenn er »keinen Bock auf Kino« hat, dann ist das »Nein« vorprogrammiert.

»Och. Warum denn nicht?«

Falsche Frage! Worüber denkt »er« jetzt nach? Genau: Warum er **nicht** ins Kino gehen möchte. Ihm werden mindestens tausend Gründe einfallen. Und »sie« kann den Kinobesuch vergessen.

Nach einer Abfuhr frage bitte niemals: »Warum?« Diese Frage ist zwar sehr gebräuchlich, hat aber gleich drei riesengroße Nachteile:

1 Zum einen denkt Dein Gegenüber jetzt darüber nach, warum er/sie etwas ganz und gar nicht will. So ein Quatsch! Du willst doch gar nicht wissen, warum etwas **nicht** geht. Du möchtest wissen, wie Du ihn/sie doch noch überzeugen kannst, Ja zu sagen.

2 Zum Zweiten löst jedes »Warum?« beim Gegenüber einen Verteidigungs- oder Rechtfertigungsmechanismus aus. Das ist so ein Psychoding, man nennt es »Reiz-Reaktions-Mechanismus«. Es bedeutet, dass Dein Gegenüber auf einen bestimmten Reiz hin vollautomatisch reagiert und gar nicht mehr klar nachdenkt.

Hier ein Beispiel:

Morgenstern
Abendstern
Bergelstern

Das ist ein Reiz-Reaktions-Mechanismus. Nach dem Morgenstern und dem Abendstern reagiert unser Gehirn blitzschnell und macht aus dem letzten Wort auch einen Stern. Dabei sind es doch Berg-Elstern. Aber zurück zu unserem Warum.

Auf die Frage »Warum?« reagiert unser Gehirn mit eben so einem Reiz-Reaktions-Mechanismus: Es rechtfertigt sich nur noch und verteidigt seine Antwort/sein Handeln. Und Du landest mit dieser Frage nur in der Sackgasse. So kommst Du nicht weiter.

③ Und zum Dritten fragt ein »Warum?« immer »nach hinten«, also in die Vergangenheit. Willst Du das wirklich wissen? Meistens nicht. Häufig ist eine »nach vorn«, also in die Zukunft gerichtete Frage viel zielführender.

Wie hätte »sie« es also geschickter angestellt? – So:

Sie: »Schatz, wann möchtest du denn heute mit mir ins Kino gehen, um siebzehn Uhr oder lieber um zwanzig Uhr?«

Er: »??? Kino? Es gibt Fußball, Champions League.«

Sie: »Wie kann ich dich denn davon überzeugen, doch mit mir ins Kino zu gehen?«

Er: »Hä?«

Sie: »Ja … Mal angenommen, wir würden ins Kino gehen: Wie würde dein Traumkinoabend aussehen? Was würdest du da machen?«

Er: »Guter Film, Pizza essen … lecker Cocktail …«

Sie: »Gebucht!«

MERKE

Frage nie: »Warum?«. Das führt Dich in die Sackgasse.

Gute, zielführende Fragen sind stattdessen:

> »Wie kann ich Sie denn dazu bringen, dass Sie trotzdem Ja sagen?«
> »Was müsste passieren, damit Sie es sich noch einmal überlegen?«
> »Wie kann ich Sie davon überzeugen, es doch noch zu versuchen?«
> »Wie kann ich Sie denn motivieren, das zu testen?«

- »Was müsste ich denn tun, damit Sie wenigstens einmal darüber nachdenken?«
- »Was müsste das Produkt (Fassung, Gläser, Sonnenbrille) haben/können, damit es für Sie begehrenswert wird?«

So bringst Du Dich und Deine Kunden auf den richtigen Pfad: in Richtung Kauf.

Und für den Fall der Fälle, dass Du wirklich den Grund für etwas wissen willst, dann frage bitte nicht: »Warum?« Gute Alternativen für das Warum sind:

- Aus welchem Grund?
- Was sind die Gründe dafür?
- Welchen Hintergrund hat das?
- Welche Strategie haben Sie damit verfolgt?
- Was wollten Sie damit erreichen?
- Welche Gedanken haben Sie motiviert, das zu tun?

So, das waren die Fälle, in denen die Frage nach dem Warum so gar keinen Sinn ergibt. Aber wie heißt es so schön: Ausnahmen bestätigen die Regel.

Unsere Ausnahme lautet: Wenn Du nach positiven Dingen fragst, dann ist »Warum?« erlaubt. Nur, das ist in unserem Sprachgebrauch äußerst unüblich. Oder hast Du schon mal nachgefragt, warum Du gelobt worden bist? Wohl eher nicht.

So, nun weißt Du, warum Du dich mit »Warum?« fast immer in die Nesseln setzt.

Aber es gibt noch weitere Fettnäpfe, die im Verkaufsgespräch lauern.

Ein beliebter Fettnapf ist zum Beispiel die Frage: »Kann ich Ihnen helfen?«

2.5.5 Die dümmste aller Fragen: »Kann ich Ihnen helfen?«

Darf ich vorstellen, hier ist sie, die dümmste aller Fragen: »Kann ich Ihnen helfen?«

Auch die Tatsache, dass sie sich landauf, landab großer Beliebtheit erfreut, macht die Sache nicht besser ...

Warum sie einfach dumm ist? Das hat gleich mehrere Gründe:

> Zum einen ist eine immer wieder gern genommene Antwort: »Mir ist nicht mehr zu helfen.« Und dann stehst Du da und guckst dumm oder lachst verlegen.

> Zum Zweiten ist es eine geschlossene Frage. Ein »Nein« ist also vorprogrammiert und Du hast eine Abfuhr kassiert.

> Und zum Dritten ist die Frage an sich ja schon selten dämlich, denn woher soll Dein Kunde denn wissen, ob **Du** ihm helfen **kannst**? Wenn das einer von Euch beiden weiß, dann doch wohl Du.

MERKE

Die Frage: »Kann ich Ihnen helfen?«, ist überflüssig wie ein Kropf.

Aber was wäre die alternative Einstiegsfrage?

Hier ein paar Ideen:

> Für welche Brille interessieren Sie sich?

> Welche Sonnenbrille darf es sein?

> Welche Fassung möchten Sie probieren?

- Welche wird Ihre neue Lieblingsbrille?
- Welche Brille möchten Sie aufsetzen?
- Welcher dieser tollen Sonnenbrillen darf Sie bei Ihrem nächsten Urlaub begleiten?

ÜBUNG 8
Deine persönlichen Einstiegsfragen

> _____

> _____

> _____

> _____

> _____

> _____

> _____

> _____

PLATZ FÜR NOTIZEN

Und wenn Dein Kunde auf diese Frage nicht einsteigen will, dann heißt es für Dich, sich ins Zeug zu legen: Die »Gewinnertechnik« muss her. Wie die funktioniert, weißt Du ja bereits.

Nun hast Du genug gefragt. Du weißt alles über Deine Kunden, deren Bedarf und Budget, um ihnen das passende Angebot zu machen.

Es fehlen nur noch ein paar schlagkräftige Argumente und Dein Verkauf ist perfekt.

2.5.6 Die Ja-Straße: ein Rattenfängertrick?

Eigentlich stammt die gute alte Ja-Straße aus dem Uralt-Verkäufer-Repertoire der 1970er und 1980er Jahre. Und in ihrer ursprünglichen Art ist sie ein echter Rattenfängertrick.

Sie lautet:

Bring Dein Gegenüber dazu, möglichst häufig nacheinander mit Ja zu antworten und er wird Deine anschließende Abschlussfrage auch mit Ja beantworten.

Das geht in etwa so: »Möchten Sie, dass es Ihnen im Alter gut geht? Möchten Sie im Pensionsalter Ihren Lebensstandard beibehalten? Möchten Sie, dass es Ihren Kindern gut geht? Möchten Sie sich sicher fühlen? …« Und nach all den positiven Antworten zaubert der geschickte Verkäufer ein Angebot aus dem Hut, das all Deine gerade geäußerten Wünsche erfüllt. Dein Gehirn verknüpft nun automatisch all die mit Ja beantworteten Fragen mit der Erfüllung all Deiner gerade geäußerten Wünsche. Und schon ist es passiert: Du sagst »Ja«.

Gott sei Dank ist diese Verkaufstechnik mittlerweile »in die Jahre gekommen«. Heutzutage werden die meisten Menschen misstrauisch, wenn sie sich so oft Ja sagen hören. Im besten Fall kontern sie sogar: »Sagen Sie, was wollen Sie mir eigentlich anbieten? Worauf läuft dieses Gespräch hinaus?«

Insofern kann ich Dir als Verkäufer von dem Gebrauch dieses Tools nur abraten.

Warum ich es dennoch erwähne?

Vielleicht erinnerst Du Dich: Im Kapitel 2.4.3 über den Verkaufsabschluss hieß es:

» … Wie Du den Verstand zum Abschluss noch einmal bedienst und wie Dich die gute alte ›Ja-Straße‹ zum Erfolg bringt, das liest Du gleich im nächsten Kapitel ausführlich.«

Ja, und da wären wir nun.

Sollte sich Dein Kunde zum Schluss hin noch nicht ganz entschieden haben, dann braucht der Verstand Deines Kunden, also seine linke Gehirnhälfte, vielleicht noch ein paar gute Argumente.

Und jetzt kommt sie ins Spiel, die gute alte Ja-Straße.

Aber in abgewandelter Form. Denn Du fragst nicht wirklich. Es hilft zum Abschluss hin, wenn Du alles Besprochene, die positiven Eigenschaften und den Nutzen, den Dein Kunde mit dem Kauf Deines Produkts gewinnt, noch einmal zusammenfasst. Dein Kunde wird innerlich mitnicken. Und letztlich wird er zustimmen, wenn Du fragst, ob er einverstanden ist.

Du brauchst ein Beispiel? Okay:

Bei einem Verkaufsgespräch im Geschäft notiere ich auf dem Auftragszettel des Kunden alles Wichtige in Stichworten. Da stehen dann die alten Brillenglasstärken und die neuen. Der Zweck: »Arbeitsbrille für den PC«, wichtige Eigenschaften: »leicht, dünn, komfortabel, nur für den Schreibtisch/PC gedacht, reine Arbeitsbrille …« Wenn der Kunde Ansprüche hat im Design oder Markenlabel, notiere ich auch das. Ich notiere die Preise, einfach alles. Zum Schluss hin zeige ich ihm diesen Auftragszettel, sodass er selbst mitlesen kann, wenn ich alles zusammenfasse.

Er kann sich also noch einmal selbst überzeugen, dass seine Wünsche erfüllt worden sind.

Das war's schon.

Das Beste daran: Nachdem Du alle Vorteile und Nutzen Deines Produkts so schön wiederholt hast, hilfst Du Deinem Kunden, sich diese Argumente zu merken. Nur für den Fall, dass er sich vor sich selbst oder vor anderen rechtfertigen »muss«.

So, jetzt hast Du's geschafft. Schluss mit der Fragerei.

Nun wollen wir weiteren Nutzen schaffen.

2.6 Deine Kunden wollen nur das eine: Nutzen

Da stelle ich Dir gleich zu Beginn eine ganz entscheidende Frage: Was verkaufst Du denn überhaupt?

Wirf doch mal einen Blick auf Deine Produkte/Dienstleistungen. Welche Artikel oder Dienstleistungen bietest Du an? Das ist sozusagen Deine Bestandsaufnahme. Eigentlich solltest Du Dir jetzt die Mühe machen, eine wirklich vollständige Liste Eurer Produkte/Dienstleistungen zu erstellen. Aber das könnte in dem einen oder anderen Fall, gerade wenn Ihr im Bereich Dienstleistung/Optometrie unterwegs seid, ziemlich aufwändig werden. Falls Du nicht gleich so viel Zeit investieren möchtest, fange doch mal mit drei, vier oder fünf Deiner wichtigsten Produkte/Dienstleistungen an.

ÜBUNG 9

Welche Produkte und/oder Dienstleistungen bietest Du an?

> _____

> _____

> _____

> _____

> _____

> _____

> _____

> _____

PLATZ FÜR NOTIZEN

Das ist also Deine Liste. Okay.

Und was haben Deine Kunden davon?

Also welchen Vorteil haben Deine Kunden, wenn sie Dein Produkt kaufen und/oder Deine Dienstleistung in Anspruch nehmen? Welchen Nutzen?

Ja, das ist wichtig.

Denn schon vor Jahrzehnten wusste der Verkaufsleiter von HILTI: »Wir verkaufen keine Bohrmaschinen, wir verkaufen Löcher.«

Was für eine weise Erkenntnis. ... Und was für ein Glück für Hilti, dass es derzeit noch keine einfachere Lösung zur Herstellung eines Loches gibt.

Ein ganz anderes Schicksal ereilte die gute alte Floppy Disk. Die kennst Du gar nicht mehr? Kein Wunder, denn ihr Nutzen »bietet digitalen Speicherplatz« wurde sehr schnell von der Harddisk, dann von der CD/DVD und schließlich vom USB-Stick und der Cloud abgelöst.

Aber zurück zu Dir. Welchen Vorteil hat denn **Dein** Kunde?

Um das herauszufinden, hilft es, sich Merkmale Eurer Produkte zu notieren. Aus diesen Produktmerkmalen kannst Du dann die Kundenvorteile ableiten.

Hier ein Beispiel:

Produkt: Haarföhn Dyson Airwrap

Produktmerkmal: Luft wird am unteren Ende des Griffes angesaugt und durch eine runde Öffnung am oberen Ende abgegeben.

Vorteil: Haare können sich beim Föhnen nicht im Propeller verfangen.

Produktmerkmal: integrierter Temperatursensor

Vorteil: Schützt Dein Haar vor Hitzeschäden.

Produktmerkmal: Trocknet und stylt gleichzeitig.

Vorteil: enorme Zeitersparnis.

Produktmerkmal: Bürstenlose Aufsätze mit Coanda-Effekt (Haar wird zum Aufsatz gezogen und automatisch herumgewickelt).

Vorteil: Haare verfangen sich nicht mehr in der Bürste, Lockenpracht wie von Zauberhand.

Und nun kommen wir zum Nutzen. Hast Du es bemerkt? Bisher haben wir nur von Vorteilen gesprochen. Der Nutzen, den Dein Kunde will, ist immer subjektiv.

Um das zu verstehen, holen wir einmal ein ganz klein wenig aus:

Der US-amerikanische Psychologe Abraham Harold Maslow (1908–1970) entwickelte ein Stufenmodell der menschlichen Grundbedürfnisse: die Maslowsche Bedürfnispyramide.

Ihre Bedeutung ist schnell erklärt: Je weiter unten die Bedürfnisse liegen, desto grundlegender sind sie für den Menschen. So bilden die rein physiologischen Bedürfnisse (Essen, Trinken, Gesundheit …) die Basis dieser Pyramide. Dann folgen Sicherheitsbedürfnisse (Schutz, Geborgenheit und materielle Sicherheit), soziale Bedürfnisse (Liebe, Dazugehörigkeit, Anerkennung), Individualbedürfnisse (Umsetzung seiner Ideen und Wünsche) und schließlich die Selbstverwirklichung.

Das kennst Du schon? Gut! Denn genau daraus werden die psychologischen Grundbedürfnisse abgeleitet, die für Dich und Dein Unternehmen wichtig sind.

Sie lauten:

> Anerkennung/Stolz
> Spaß/Vergnügen
> Profit/Gewinn
> Frieden/Sicherheit

Im Englischen beginnen sie alle mit »P«: Pride, Pleasure, Profit und Peace.

Und schon sind wir wieder beim Thema. Du möchtest einen Nutzen für Deinen Kunden finden? Dann sprich eines dieser Grundbedürfnisse an. Denn es geht Deinem Kunden im Grunde um nichts anderes.

Heute geht es um ein Lebensgefühl. Es geht um Emotionen wie Freiheit und Leichtigkeit.

Um Komfort und Genuss. Um Spaß. Und um Prestige, Anerkennung, Glück. Nichts anderes möchte der Kunde von heute bei Dir kaufen, in Deinem Brillengeschäft.

MERKE

Die Grundbedürfnisse Deiner Kunden lauten: Anerkennung, Spaß, Profit und Frieden. Willst Du erfolgreicher verkaufen? Dann sprich mindestens eines dieser Bedürfnisse an.

Mach es wie die Werbung im TV! Sie arbeitet genau nach diesem Muster:

Da lächelt ein Topmodel in der Werbung vom Rand eines Swimmingpools fröhlich in die Kamera und zeigt dabei ihre makellos schönen und glattrasierten Beine. Und schon verkauft Gillette Venus nicht nur unzählige

Einwegrasierer, sondern gleichzeitig Schönheit, Anerkennung, Liebe, Stolz und vielleicht ein bisschen Spaß. Und das sehr erfolgreich!

Noch so ein Beispiel: Bereits seit 1935 wirbt HARIBO mit dem Werbespruch: »HARIBO macht Kinder froh.« Erstaunlich, nicht wahr? Er wurde lediglich 1962 mit dem Zusatz ergänzt: » … und Erwachsene ebenso.« Und er funktioniert noch heute! Immerhin verkaufte HARIBO im Jahre 2016 nicht nur Spaß, Vergnügen, Lebensfreude und Genuss mit seiner Werbung, sondern auch Süßwaren im Wert von rund 2,3 Milliarden Euro. Glückwunsch!

Und noch eines: Seit im Jahre 1987 dem Inhaber einer kleinen Frankfurter Werbeagentur eines Nachts der glorreiche Spruch einfiel: »Red Bull verleiht Flüüügel«, wurde aus der stark koffein- und zuckerhaltigen Limonade ein wahres Kultgetränk, das auch heute noch heiß begehrt ist. Red Bull verkauft in seiner Werbung nicht nur seine Kultbrause, sondern auch Extravaganz, Spaß und Energie, Anerkennung und Genuss. Und brachte es im Jahre 2019 auf einen ansehnlichen Umsatz von satten 6,1 Milliarden Euro. (Quelle: Statista 21.02.2020)

Na dann: Weiterhin guten Flug!

Mache es genauso. Du musst gar nicht so professionell texten können oder gar eine dichterische Ader besitzen. Verbinde einfach Dein Produkt mit einem der Grundbedürfnisse Deiner Kunden. Fertig ist Dein Kommunikationskonzept!

Welchen Vorteil genießen Deine Kunden, wenn sie Eure schönen Produkte erwerben oder Eure tolle Dienstleistung in Anspruch nehmen?

Produkt	Merkmal	Vorteil	Nutzen (Grundbedürfnis!)
Sonnenbrille			
Lotuseffekt			
Antistatische Schicht			
Gleitsichtglas			
Bestes Gleitsichtglas			
Schicke neue Brillen-fassung			
...			

PLATZ FÜR NOTIZEN

Super. Gut gemacht. Und wie Du beim Bearbeiten der Liste sicherlich gemerkt hast: Du kannst sie schier endlos ausweiten (Fassungsmerkmal wie Federscharnier, Fassungsmaterial wie Titan, Edelstahl, Öko-Acetat ...).

Nun hast Du eine wertvolle Liste von Deinen Produkten und/oder Dienstleistungen. Und eine ebenso wertvolle Liste mit Argumenten, die dafürsprechen, genau diese/Eure Produkte zu kaufen oder genau diese/ Eure Dienstleistung in Anspruch zu nehmen.

Schau mal auf Deine Liste. Erkennst Du, welch großen Nutzen Ihr Euren Kunden bringt? Wie Ihr Euren Kunden ihr Leben erleichtert und verschönert?

Na bitte. So soll es sein.

2.7 So lässt Du Deine Kunden kaufen

Um richtig erfolgreich zu sein, gibt es nur eine Möglichkeit:

Du musst Dich irgendwie in die Position bringen, dass Du Deinen Kunden **kaufen lässt**.

Deine Kunden müssen von Euch und Eurem Geschäft so geflasht sein, dass sie magisch davon angezogen werden. Die Kunden müssen Euch die Bude einrennen, weil alle bei Euch kaufen wollen.

Hierfür gibt es nur zwei Wege:

> Entweder habt Ihr ein derart begehrenswertes Produkt zu bieten, dass die Menschen vor Eurem Geschäft nachts Schlange stehen, um es gleich morgens bei Geschäftsöffnung erwerben zu können.

> Oder Ihr seid so erstklassige Persönlichkeiten, in deren Nähe sich jeder gerne aufhält und noch lieber kauft.

Ersteres ist meiner Kenntnis nach seit dem Erscheinen der Harry-Potter-Bücher, einiger neuer iPhones oder mega hipper Turnschuhe nicht allzu oft passiert. Und eine solche Anziehungskraft haben heutzutage nur sehr, sehr wenige ausgesuchte Produkte.

Habt Ihr ein solches Produkt? Und ist es keine »Eintagsfliege«, also langfristig gewinnbringend? Dann habt Ihr es geschafft. Glückwunsch!

Wieso liest Du dann dieses Buch?

Habt Ihr nicht? Wunderbar, denn dann bleibt Dir ja noch der zweite Weg:

Deine (Verkäufer-)Persönlichkeit. Das ist ein nachhaltiger und sicherer Weg, den ich jedem, egal ob Unternehmer oder Arbeitnehmer, empfehlen kann. Mit Erfolgsgarantie.

2.7.1 Sei Du selbst

Mal Hand aufs Herz: Wenn Du in einen Laden gehst und etwas kaufen möchtest, wann macht Dir das Kaufen richtig Spaß? Das liegt doch nicht an dem Produkt, das Du gerne hättest. Oder?

Also mal angenommen, Du benötigst einen neuen Anzug oder ein neues Ballkleid, einen neuen Fernseher oder einen neuen Schlafzimmerschrank. Was wäre Dir das Liebste? Wann macht das Aussuchen so richtig Spaß?

Na, wenn die Atmosphäre stimmt. Also schöne Räume und eine schöne Präsentation.

Und wenn die Auswahl stimmt. Also genügend schöne Ware.

Und: Wenn der Verkäufer/die Verkäuferin klasse ist. Oder?

Letzteres ist sogar entscheidend. Ich möchte hier mal behaupten, dass ein guter Verkäufer/eine gute Verkäuferin, der/die hilfsbereit ist und aufmerksam, begeisternd und mitreißend, ehrlich und taktvoll, freundlich und kompetent … dass ein solcher Verkäufer die anderen Punkte ausgleichen kann.

Was ich sagen will:

MERKE

Du verkaufst immer Dich selbst und Deine Persönlichkeit. Und nebenbei Deine Ware.

Kannst Du Dich gut selbst verkaufen?

Liebst Du Deinen Beruf? Liebst Du das Leben? Genießt Du jeden Tag und jede neue Herausforderung? Stehst Du jeden Morgen gut gelaunt und begeistert auf mit dem Gedanken: »Hurra, ich lebe und ich darf meinen Traumjob machen?«

Und zeigst Du das Deinem Umfeld und Deinen Kunden?

Dann bist Du ein Spitzenverkäufer.

Nein? Vielleicht ein bisschen? Das reicht nicht.

Das reicht höchstens für einen mittelmäßigen Verkäufer in einem mittelmäßigen Geschäft mit einem mittelmäßigen Umsatz. Und im Mittelmaß findet der Konkurrenzkampf statt.

Denn dort tummeln sich alle. Und wenn ich schreibe »alle«, dann meine ich alle. In der heutigen Zeit gibt es Optiker an jeder Ecke und quasi jeden Monat eröffnet irgendwo zusätzlich ein neues Geschäft von irgendeinem neuen Filialisten mit irgendeinem neuen Konzept. Da hast Du als »Einzelkämpfer« keine Chance.

Willst Du das? Bestimmt nicht.

Da haben wir den Salat.

Nur wenn Du es schaffst, aus der Masse der Optiker hervorzustechen, und nur wenn Du anders bist, anders als alle anderen, dann kannst Du dauerhaft wirklich erfolgreich sein. Du musst das bunte Schaf sein in der weißen Herde. Und das schaffst Du nur durch ein gutes, anderes Konzept und durch gute, besondere Mitarbeiter. Und nicht zuletzt durch Deine ganz spezielle Persönlichkeit.

Aber wie wird man zu einer Persönlichkeit?

Wie wird man??? Du bist bereits eine!

Jeder Mensch ist eine Persönlichkeit. Du bist besonders und speziell und einzigartig. Genau so, wie Du bist.

Aber: Warum fallen die einen auf und die anderen nicht?

Warum gehen die einen mutig in die Welt hinaus und die anderen verstecken sich ängstlich daheim? Warum sind die einen erfolgreich und die anderen nicht?

Was in aller Welt lässt den einen Menschen so strahlend in der Öffentlichkeit stehen und den anderen sich lieber verstecken?

Dieses Geheimnis konnten bereits die alten Griechen lüften.

Denn schon am Apollontempel zu Delphi stand: »**Erkenne dich selbst!**«

Erkenne Dich selbst. So einfach ist das. Das wussten bereits die alten Griechen. Nur in unserer Zeit scheint diese Erkenntnis auf seltsame Weise verloren gegangen.

Heute könnte man dazuschreiben: **Sei Du selbst!**

Verstelle Dich nicht. Sei authentisch. Menschen, die selbstbewusst und selbstverständlich so sind, wie sie sind, kommen an. Ob auffällig oder unauffällig, ist dabei ganz egal.

Das glaubst Du nicht?

Warum kam damals ein Daniel Küblböck auf Platz 3 bei DSDS? Und das, obwohl er in Sachen Stimme eher talentfrei war?

Warum ist eine Daniela Katzenberger ständig mit allen möglichen Formaten im TV präsent und belegte 2017 mit mehr als 1,4 Millionen Facebook-Fans immerhin Platz 14 im Ranking der beliebtesten Promis?

Warum mögen Millionen Menschen einen Günther Jauch und gucken seine Millionenshow?

Sie alle sind ganz unterschiedlich. Aber sie haben eines gemeinsam: Sie alle sind einfach so, wie sie sind. Nicht mehr und nicht weniger.

Das könnte man wohl »gesundes Selbstbewusstsein« nennen.

Hier möchte ich Dir Mut machen. Mut, Dich selbst zu erkennen. Und zu akzeptieren.

2.7.2 Werde Dein bester Freund/Deine beste Freundin!

Magst Du Dich?

Liebst Du Dich?

Schon in der Bibel steht: Liebe Deinen Nächsten wie Dich selbst.

Schon oft gehört, oder?

Da steht nicht: Liebe Deinen Nächsten mehr als Dich selbst.

Auch nicht: Liebe Deinen Nächsten weniger als Dich selbst.

Also: Liebst Du Dich wie Deinen besten Freund oder wie Deine beste Freundin?

Wenn Dein bester Freund oder Deine beste Freundin einen Fehler gemacht hat, verzeihst Du ihm/ihr doch schnell wieder, oder etwa nicht? Und dann wird guter Dinge einfach weitergemacht und gemeinsam darüber gelacht.

Und bei Dir selbst? Wie nachtragend bist Du da?

Bist Du schon der beste Freund oder die beste Freundin von Dir selbst?

Wenn nicht, wird es Zeit, das zu werden.

Werde für Dich selbst der beste Freund oder die beste Freundin. Das ist keine Empfehlung, das ist ein MUSS. Du kommst nicht darum herum, wenn Du erfolgreich sein willst in Deinem Leben. Also fang lieber gleich damit an, wenn Du es noch nicht tust.

Lerne, Dich zu lieben, Dich zu respektieren, Dich zu akzeptieren. So, wie Du bist. Sei mit Dir selbst im Reinen. Mäkle nicht ständig an Dir selbst herum, dass dies nicht perfekt ist und dass das nicht geklappt hat. Verzeihe Dir, nimm Dich selbst gedanklich in den Arm und mach einfach gut gelaunt weiter. Nobody ist perfekt! Alles, was perfekt aussieht, ist nur Schein.

Das ist auch schon alles.

Das ist der erste Schritt, um genau diese anziehende Wirkung auf Deine Umwelt zu bekommen, die Du haben möchtest.

MERKE

Werde der beste Freund von Dir selbst, dann wirkst Du auch auf andere positiv.

2.8 Welche Formulierungen Dir beim Verkaufen helfen und welche nicht

Die für Dich als Optiker wichtigste Aufgabe der Werbung ist: Nachfrage produzieren oder kurz: verkaufen. Und das möglichst sofort.

Das nennt man im Werbejargon Direct-Response-Werbung oder Direktmarketing. Weil Deine Kunden durch die Werbemaßnahme aufgefordert werden, sofort zu handeln. Also direkt auf Deine Werbung zu reagieren.

Diese Werbemaßnahme kann eine Anzeige sein oder ein Werbebrief oder ein Mailing oder was auch immer.

Zunächst zurück zum Thema:

Wie hilft Dir eine Anzeige oder eine andere Werbemaßnahme beim Verkaufen?

Was unterscheidet eine gute Kampagne von einer erfolglosen?

Oder wie kannst Du erfolgreiche Werbemaßnahmen selbst texten?

Jetzt wird's spannend. **Wenn Du die folgenden Dinge berücksichtigst, dann wirst Du mit weniger Geld mehr Kunden gewinnen.** Versprochen!

2.8.1 May the profit be with you: Werbetexte mit Superpower.

Einen der wichtigsten Faktoren für den Erfolg Deiner Werbung bringt eine Werbeikone wunderbar auf den Punkt. David Ogilvy (1911–1999) sagte: **»Werbung richtet sich nicht an eine angetretene Armee, sondern an eine vorbeiziehende Truppe.«**

Das darfst Du gern zweimal lesen: »Werbung richtet sich nicht an eine angetretene Armee, sondern an eine vorbeiziehende Truppe.« Besser kann man es kaum treffen. Hast Du das Bild vor Deinem inneren Auge? Siehst Du die vorbeiziehenden Menschen? Hörst Du das Trampeln, das rhythmische Aufstampfen, das Klappern?

Da musst Du ganz schön laut werden, damit Du gehört wirst.

Okay, man hätte vielleicht ein friedlicheres Beispiel finden können, aber vielleicht dürfen wir nicht vergessen, dass dieser bedeutende englische Werbemann immerhin zwei Weltkriege erlebt hat. Da ist so ein Vergleich naheliegend. Und passend ist er allemal.

Woran liegt es denn nun, dass wir so »laut schreien« müssen, damit unsere Werbung Gehör findet?

Ganz einfach: Niemand interessiert sich für Werbung. Die Aufmerksamkeit, die der Werbung entgegengebracht wird, ist denkbar gering. Und heutzutage noch geringer, da wir derart mit Werbung aller Art überschüttet werden, dass sie meist sogar ungelesen im Papierkorb landet. Und das gilt sowohl für die gute alte gedruckte Version wie auch für digitale Werbung als Mail. Da muss Deine Werbung schon ein »echter Hingucker« sein, damit sie überhaupt wahrgenommen wird.

Wie schaffst Du es also, dass Deine Werbung beachtet wird?

Und noch mehr: dass ein Kaufverlangen bei Deinen Kunden ausgelöst wird?

In seinem Dialogmarketing-Institut in Königstein untersuchte Professor Siegfried Vögele (1931–2014), der Pionier im Dialogmarketing, wie Mailings und Werbebriefe von Menschen wahrgenommen werden. Er verknüpfte die gewonnenen Erkenntnisse mit der Idee eines schriftlichen Verkaufsgespräches. Das Ergebnis kann sich sehen lassen: Die Seminare zu seiner »Professor Vögele Dialogmethode« erfreuen sich bis heute wegen ihrer hohen Praxisrelevanz großer Beliebtheit.

Aber was ist ihr Geheimnis?

Professor Vögele fand heraus, dass seine Probanden die ihnen vorgelegten Werbeblättchen und Anzeigen nach einem bestimmten Muster erfassten:

Zunächst überflogen sie die Anzeige kurz. Fanden sie Dinge, die interessant zu sein schienen, dann lasen sie die Anzeige/den Werbebrief ein zweites Mal. Dieses Mal stiegen sie etwas genauer in den Text ein.

Das ist doch interessant, oder? Wir alle, also auch Deine Kunden, scheinen Werbung erst einmal kurz zu scannen. Und nur, wenn etwas darin interessant klingt, beschäftigen wir uns überhaupt mit der Werbung. Ansonsten wandert sie quasi ungelesen in den Papierkorb.

Gut zu wissen.

Das bedeutet für Dich:

Findet Dein Kunde beim ersten Überfliegen keinen erkennbaren Vorteil oder Nutzen für sich, landet der Werbebrief im Papierkorb. Deine Anzeige wird überblättert.

Findet Dein Kunde jedoch einen Vorteil, so startet er in der Regel einen zweiten »Lesedurchgang« und sucht nach weiteren Informationen.

Hier liegt Deine Chance!

MERKE

Dein Kunde sollte bei all Deinen Werbeaktivitäten auf den ersten Blick Vorteile für sich und seine Lieben erkennen können. Am besten bereits in der Überschrift.

Aber nach welchen Vorteilen sucht er denn? Wie textest Du am besten?

Die Lösung beginnt mit einer Frage:

Was war doch gleich der Grund, warum Otto Normalverbraucher heute kauft?

Das hast Du ja gerade bei der Nutzenargumentation gelesen.

Na also! Da hast Du die Lösung!

Nutze einfach die vier psychologischen Grundbedürfnisse, um Deine Produkte oder Dienstleistungen begehrenswert zu machen. Zur Wiederholung, sie lauten:

> Anerkennung, Stolz (**Pride**)
> Spaß, Vergnügen (**Pleasure**)
> Profit, Gewinn (**Profit**)
> Frieden, Sicherheit (**Peace**)

Das ist es, was Deine Kunden wollen.

Deine Aufgabe ist es also, Deine Produkte und/oder Dienstleistungen mit diesen Grundbedürfnissen zu verbinden.

MERKE

Texte Deine Werbung so, dass der Nutzen für Deine Kunden etwas zu tun hat mit Anerkennung, Spaß, Profit oder Sicherheit. Finden Deine Kunden auf den ersten Blick eines (oder mehrere) dieser Bedürfnisse angesprochen, dann ist die Wahrscheinlichkeit sehr groß, dass sie weiterlesen.

Nichts anderes verkauft die Werbung im TV:

Die ersten Beispiele hierfür von Gillette Venus, HARIBO und Red Bull hast Du ja bereits kennengelernt im Kapitel 2.6 Hier nun eines aus unserer Branche:

Kennst Du ihn noch, den guten alten Slogan, der 1985 endgültig dafür sorgte, dass jeder Brillenträger den Namen Fielmann kannte? Alles begann mit der großen Kampagne inkl. TV-Spot, in dem die fröhliche kleine Julia mit Teddy im Arm ihre schöne neue Brille stolz der Kamera präsentierte und dabei sagte: »… und mein Papi hat keinen Pfennig dazubezahlt.« Diese Kampagne verkaufte nicht nur Stolz, Anerkennung, Lebensfreude und Profit, sondern ließ den eh schon erheblichen Brillenumsatz der Fielmann AG um satte 27,9 % nach oben schnellen. (Quelle: ZEIT online, 29.08.1986)

Alles richtig gemacht!

Und den Nutzen Deiner Produkte hast Du ja bereits in Übung 10 herausgefunden. Jetzt brauchst Du Dir nur diese Tabelle zu schnappen und loszutexten.

Hier ein paar Beispiele:

> Autofahrer aufgepasst: Die neuen »Drive secure«-Brillengläser sorgen für bessere Sicht beim Autofahren in der Dämmerung und in der Nacht. So kommen sie sicher und entspannt ans Ziel. Rufen Sie jetzt gleich an, wir informieren Sie gern.

> Sie arbeiten am PC? Die innovativen »blue block«-Brillengläser schützen Ihre Augen zu 100 % vor schädlichem dunkelblauem Licht. Für gesunde Augen und eine entspannte Arbeitszeit am Schreibtisch.

Bevor Du loslegst, solltest Du noch zwei Begriffe kennenlernen:

Der erste lautet »Verstärker« und der zweite »Filter«.

Als »Verstärker« bezeichnet man alle positiven Begriffe, die Du in Deiner Werbung verwendest. Also alle Wörter, die positive Gefühle bei Deinen Kunden auslösen: Liebe, Wärme, Behaglichkeit, Zufriedenheit, Glück, froh, liebevoll, einfach, süß, gern, sicher und so weiter.

Als »Filter« bezeichnet man alle Wörter, die eher negative Gefühle bei Deinen Kunden auslösen: Diebstahl, Krankheit, Bedrohung, schrecklich, kapitulieren und so weiter.

Willst Du einen möglichst großen Werbeerfolg haben? Dann meide negative Formulierungen, benutze stattdessen möglichst viele positive Wörter. Diese verstärken Deine positive (Werbe-)Botschaft.

Du brauchst ein Beispiel? Hier folgt eines aus der Autobranche:

Diese Werbung lief im November 2018 im TV. Und sie war sicher nicht so erfolgreich wie erhofft. Warum? Die Werbeagentur hat die (negative) Wirkung der Filter nicht bedacht. Aber überzeuge Dich selbst:

Zwei Fahrzeuge kurven bei wunderschöner Hintergrundmusik durch eine traumhaft schöne Landschaft. Eine sehr sympathisch klingende weibliche Stimme sagt: »Was zählt, sind allein Deine Gefühle. Diesmal geht es nur und ganz um Dich. Du kannst Deine Zurückhaltung jetzt aufgeben. Denn Liebe ist nicht länger blind.« Dann sagt eine männliche Stimme aus dem »Off«: » ... die neuen XY-Modelle von ABC.«

Hast Du es bemerkt? Irgendwie kommt die Werbebotschaft nicht rüber.

Aber woran liegt das?

Da wird ein wunderbares Fahrerlebnis inszeniert: Musik, Hintergrund, schöne Autos, eine nette, emotionale Frauenstimme – alles perfekt.

Die durch die Bilder und die Musik hervorgerufenen Emotionen werden unterstrichen mit einer weichen, warmen, freundlichen Stimme und den

Worten: »Was zählt, sind allein Deine Gefühle. Diesmal geht es nur und ganz um Dich.«

Der TV-Zuschauer jubelt bereits innerlich: »Ja, ja, das will ich!«

Und dann kommt das: »Du kannst Deine Zurückhaltung jetzt aufgeben. Denn Liebe ist nicht länger blind.«

Wie bitte? Was soll ich aufgeben? Blind???

Da ist der TV-Zuschauer gerade eingelullt von positiven Gefühlen, träumt den Traum von Freiheit, Leichtigkeit, Schönheit, Lebensfreude, Glück. Lässt sich fallen in die Traumwelt der Emotionen, gelenkt von seiner emotionalen, entspannten rechten Hirnhälfte.

Und plötzlich wird er quasi mit einer Ohrfeige geweckt von den Wörtern »Zurückhaltung«, »aufgeben« und »blind«. Was emotional übrig bleibt ist der Schock und Schrecken, den diese Worte auslösen. Der Grund hierfür: Um den Sinn dieser letzten Zeilen zu verstehen, muss man seine linke Gehirnhälfte aktivieren. Die denkt praktisch und logisch.

Das kann nicht gut gehen. Diese Mission ist wohl misslungen.

Schade eigentlich, denn wenn man darüber nachdenkt, ist die Werbung ja irgendwie gut gemacht. Nur falsch formuliert.

Gönnen wir uns den Spaß und machen es besser.

Wie würdest Du die letzten beiden Sätze besser formulieren? Welche Sätze könnten besser passen, um den Zuschauer in seinen positiven Emotionen zu behalten?

Versuche es doch mal selbst:

»Was zählt, sind allein Deine Gefühle. Diesmal geht es nur und ganz um Dich ...«

> ... _____

> ... _____

> ... _____

> ... _____

Na? Ist Dir etwas Besseres eingefallen als diesem Autohersteller?

Vielleicht Sätze wie:

»Du darfst Dein Leben jetzt genießen. Dein lang gehegter Traum wird wahr.«

Oder:

»Du darfst Deinen Traum jetzt leben. Jeden Tag.«

Oder:

»Du kannst Deine Leidenschaft jetzt erleben. Pures Vergnügen jeden Tag.«

Oder:

»Du kannst unzählige Momente des Glücks erleben. Jetzt und jeden weiteren Tag.«

Mit solchen Sätzen bleibt der Kunde in seinen positiven Gefühlen eingelullt. Das schmeichelt dem Zuhörer. Da kann er träumen. Und bei mehrfacher Betrachtung dieser Werbung wird dieses Gefühl von Freiheit, Vergnügen und Leidenschaft an das Produkt gekoppelt. Und somit ein Verlangen und Kaufimpuls ausgelöst. Mission erfüllt!

2.8.2 So wird Dein Produkt unwiderstehlich: die Magie der Produktstory

Was? Du weißt nicht, was eine Produktstory ist?

Produktstorys erzählen die Geschichte Deines Produkts, den Hintergrund, die Entstehung oder irgendetwas, das erzählenswert ist. Mit einer passenden Produktstory gibst Du Deinem Produkt einen emotionalen Mehrwert und machst es damit hochwertiger und begehrenswerter.

Du brauchst ein Beispiel?

Gern, ich habe sogar eines aus meinem eigenen Geschäftsleben:

Luxottica kam im Jahre 2012 auf die Idee, eine Sonderserie Brillen herauszubringen. Zwei neue Modelle der Marke Persol sollten inspiriert sein von der Villa Malaparte auf Capri.

Die Treppen der Villa fanden sich als Rillen in den Bügelenden wieder. Die Farben der Brillenmaterialien spiegelten die Farben des Mittelmeers und der Villa. Dazu gab es eine wunderschöne Dekoration mit verschiedenen Aufstellern und Bildern von der Villa.

Ob das gewirkt hat? Und ob!

Du glaubst gar nicht, wie viele Kunden ins Geschäft kamen und mir erzählten, dass sie diese traumhaft schöne Villa kennen und von ihr verzaubert wurden. Da war das Verkaufen der Brille ein Kinderspiel.

Für alle, die es genau wissen wollen, hier die ganze Story:

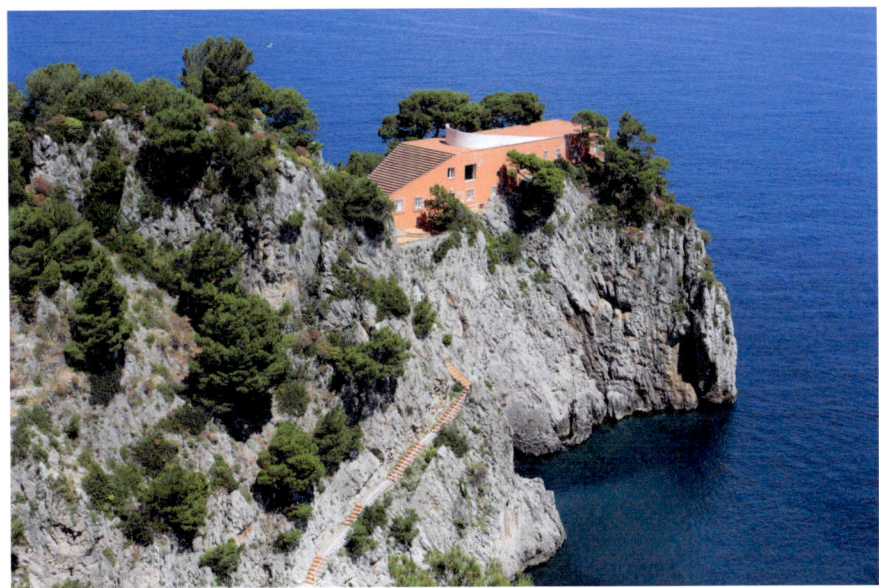

Das Foto zeigt die malerisch gelegene Villa Malaparte auf Capri.
(Foto: Weltenwandler/Shutterstock.com)

»PERSOL CAPRI EDITION

Casa Malaparte stand Pate

Capri ist eine zauberhafte italienische Mittelmeerinsel, die dank ihrer magischen Schönheit seit jeher Dichter, Maler, Schauspieler und Schriftsteller von internationalem Rang angezogen hat. Leidenschaft, Emotion und Tradition sind die Werte, die die wunderschöne kleine Insel durchdringen – die gleichen Werte, die Persol seit jeher teilt.

An der Ostküste der Insel Capri, hoch oben auf einem Felsen, erhebt sich die Casa Malaparte. Es ist eines der besten Beispiele moderner zeitgenössischer Architektur Italiens. Die Villa wurde um 1937 vom italienischen Architekten Adalberto Libera ... für Curzio Malaparte, einen berühmten italienischen Journalisten, Schriftsteller und Diplomaten, entworfen. ...

Die Casa Malaparte ist ›ein roter Pfeil am Horizont‹ von Capri – wegen ihrer einzigartigen Gestaltung mit pfeilförmigem Profil, der Freitreppe, den warm getönten roten Wänden und der geschwungenen weißen Linie auf dem Terrassendach, die wie ein Segel im Wind wirkt.

Die Casa Malaparte insbesondere, aber auch die zauberhafte Atmosphäre Capris, haben die Persol Capri Edition angeregt, ein Mix aus handwerklichem Können, Qualität, Technologie und italienischem Design. ...

Die Persol Capri Edition umfasst zwei Sonnenbrillenmodelle, eins für Herren (3024S) und eins für Damen (3025S). Beide sind in fünf Farben erhältlich. ...«

(Aus: »Der Augenoptiker«, 28.03.2012)

Das ist zu lang und das liest sowieso niemand? Ha! Glaube mir, es wird gelesen! Die Leute haben sich die Nasen platt gedrückt am Schaufenster, um den Text zu lesen und die Brillen zu begutachten. Ich weiß es, denn ich habe täglich die Fenster geputzt!

Hast Du Dich nicht auch von den schönen Bildern entführen lassen? Hin in diese Traumwelt, hin zu dieser zauberhaften Villa hoch oben auf den Klippen der Insel? Hörst Du nicht auch bereits das Rauschen des Meeres? Spürst Du nicht auch den warmen Wind und die milde Sonne Italiens auf Deiner Haut? Wenigstens so ein klitzekleines bisschen? Na also.

Du brauchst gar nicht viel, um Deine Kunden in den Bann Deines Produktes zu ziehen. Gib Deinen Kunden interessante Informationen zu Deinem Produkt. Und wenn es sich anbietet, schmücke Deinen Text mit blumigen Formulierungen wie sensationell, einzigartig, reichhaltig, herrlich, warm, wunderschön, weich, zauberhaft, intensiv, magisch, traumhaft, duftend und so weiter. Damit weckst Du die Fantasie und die Emotionen Deiner Kunden, schickst sie auf eine emotionale Reise.

Und schon ist Dein Produkt wertvoller und begehrenswerter.

Teste es. Trau Dich. Es lohnt sich!

Du kannst gar nicht selbst texten? Ganz und gar nicht?

Dann habe ich eine weitere Lösung für Dich:

Wenn es mit dem Texten so gar nicht klappen will, dann gehe einfach wachen Auges durch die Welt. Die Produktstorys liegen nämlich auf der Straße. Oder im World Wide Web.

Hier folgen als Beispiel zwei tolle Kampagnen, die wirklich gute Produktstorys abgeben und garantiert verkaufsfördernd nutzbar sind:

BEISPIEL NR. 1
Fairtrade-Rosen
(Kampagne Fairtrade Deutschland zum Weltfrauentag 2018)

»MIT FAIREN ROSEN WELTWEIT FRAUENRECHTE STÄRKEN«

*Blumenarbeiterin Esther Juma aus Kenia berichtet
in Veranstaltungen zum Weltfrauentag über ihre Arbeit.*

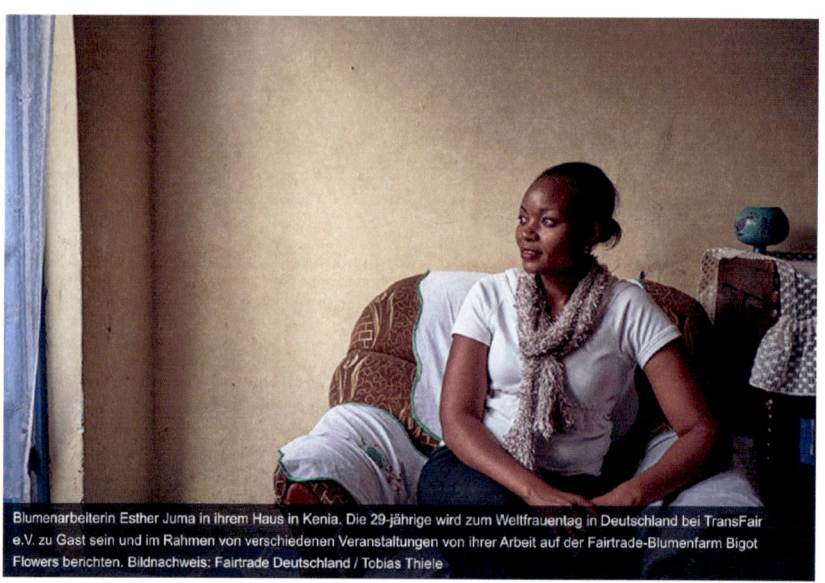

Blumenarbeiterin Esther Juma in ihrem Haus in Kenia. Die 29-jährige wird zum Weltfrauentag in Deutschland bei TransFair
e.V. zu Gast sein und im Rahmen von verschiedenen Veranstaltungen von ihrer Arbeit auf der Fairtrade-Blumenfarm Bigot
Flowers berichten. Bildnachweis: Fairtrade Deutschland / Tobias Thiele

Blumenarbeiterin Esther Juma in ihrem Haus in Kenia. Die 29-Jährige wird zum Weltfrauentag in Deutschland bei TransFair e. V. zu Gast sein und im Rahmen von verschiedenen Veranstaltungen von ihrer Arbeit auf der Fairtrade-Blumenfarm Bigot Flowers berichten.

TransFair e. V. ruft anlässlich des Weltfrauentages am 8. März 2018 zur Fairtrade-Rosenaktion auf. ... Höhepunkt der Kampagne ist die Rundreise der Blumenarbeiterin Esther Juma aus Kenia. Sie berichtet von den Vorteilen durch Fairtrade: »Als alleinerziehende Mutter sind für mich ein fester Arbeitsvertrag und somit ein sicheres Einkommen die Grundlage für ein selbstbestimmtes Leben und schafft Perspektiven auch für meine Töchter.« Erste Hochrechnungen für 2017 zeigen, dass über 420 Millionen Rosen mit Fairtrade-Siegel verkauft wurden. ...

BLUMENARBEITERIN ALS BOTSCHAFTERIN FÜR FRAUENRECHTE

Das Highlight der Rosenkampagne ist der Besuch der Blumenarbeiterin Esther Juma aus Kenia. Sie ist 29 Jahre alt und alleinerziehende Mutter von zwei Töchtern. Seit fünf Jahren arbeitet sie in der Packhalle der kenianischen Blumenfarm Bigot Flowers Limited am Lake Naivasha. Mit der Fairtrade-Prämie wurden die Arbeiterinnen und ihre Familien unterstützt: Das Prämien-Komitee von Bigot Flowers investiert schon seit Jahren in die Weiterbildung der Frauen und in die Schulbildung für deren Kinder, zum Beispiel durch Führungskräfte-Workshops für Frauen und Stipendienprogramme für Kinder.

(Aus: Fairtrade-Deutschland.de Pressemitteilung 08.03.2018, mit freundlicher Genehmigung von Fairtrade Deutschland)

Wollen wir wetten, dass der Blumenladen mit dieser Kampagne viel mehr Fairtrade-Rosen verkauft hat als vorher?

Eine ähnliche Kampagne kannst Du Dir mit Deinen Brillen nicht vorstellen? Ja, warum denn nicht? Wie wäre es beispielsweise mit »Brillen weltweit«, einer Organisation, die alte gebrauchte Brillen sammelt und in Entwicklungsländer abgibt? Ein kleines Schildchen (oder mehrere) im Geschäft, ein Bild mit Text auf Deiner Homepage mit einem Link auf die »Brillen weltweit«-Website, und schon ist Deine Kampagne fertig. Auch das wirkt! Nachhaltig.

Und wenn Du mal Deine Brillenpflege »nach vorn« bringen willst, dann schau doch mal »über den Tellerrand«:

HIER DAS BEISPIEL NR. 2:
Spülmittel (Stiftung Warentest 09/2018)

Spülmittel im Test:
Nur 2 von 26 sind gut

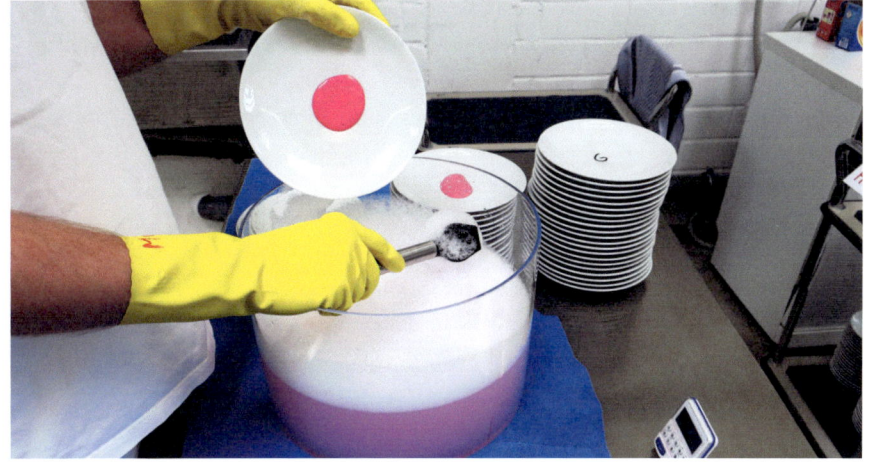

(Foto: Stiftung Warentest)

Handarbeit. Mit viel Aufwand ermitteln die Prüfer, wie ergiebig ein Spülmittel ist. ...

Der Test in Zahlen

12 400 Teller, 16 Schmutzarten, 15 Prüfer, 144 000 Handgriffe, 20 Wochen

Nur zehn schaffen streifenfreie Gläser

Neu ist auch unser Klarspültest. Dafür bereiten die Prüfer eine mit rotem Fettschmutz durchtränkte Spülflotte vor, in die sie Geschirr und Gläser tauchen und kurz abspülen. Während bei den Besten im Anschluss alles sauber glänzt, kleben bei anderen dicke Fettschlieren am Glas.

Testsieger schaffen 40 Teller mit einem Abwasch

Ein weiterer Pluspunkt der kraftvollen Spülmittel: Sie säubern mit einem Abwasch deutlich mehr Teller, als jene mit schwacher Leistung. Mit den Besten im Test schaffen die Spülprofis um die 40 Teller, bevor sich die Schaumdecke verflüchtigt und aufreißt. Dann gilt die Spülflotte als erschöpft. Die Öko-Produkte machen bereits nach rund 15 Tellern schlapp.

(Aus: test.de 29.08.2018, mit freundlicher Genehmigung von Stiftung Warentest)

Jetzt bräuchtest Du nur noch den Testsieger zu präsentieren und eventuell mit einem Sonderangebot zu locken. Schon verkauft sich dieses Spülmittel wie von selbst. Wetten?

Ach ja, Du bist ja Augenoptiker … Na, da lässt sich doch bestimmt etwas machen … Ersetze »Spülmittel« durch »Brillenpflege«, und schon ist Deine Produktstory fertig – und Dein Brillenspray verkauft. Ah ja … Du weißt gar nicht, ob Stiftung Warentest je Brillensprays getestet hat … Und auch nicht, ob dasjenige, das Ihr im Angebot habt, überhaupt erfolgreich war … Ja, dann teste doch selbst. Teste an 100 »ausgesuchten« Kundenbrillen, wie erfolgreich Euer Brillenspray reinigt (im Vergleich zu XY-Brillenspray oder zu XY-Mikrofasertuch oder zu XY-Spülmittel). Schon hast Du Deine Story. Habt Spaß!

Oder erzähle auf Deiner Homepage die Geschichte der Ray Ban Aviator oder wie das Glasmaterial »CR39« zu seinem Namen kam. Die Möglichkeiten sind unendlich!

Du merkst: Du musst Deine Produktstory gar nicht neu erfinden. Mit ein wenig Fantasie kannst Du sie Dir einfach von anderen anschauen.

MERKE

Produktstorys machen Dein Produkt wertvoller und begehrenswerter.

3
Hier fühl ich mich wohl oder:
Wie Dir Deine Räume
beim Verkaufen helfen

Du hast ein schönes Ladenlokal, oder etwa nicht? Und hast Du schon einmal überlegt, wie Dir diese Räume beim Verkaufen helfen könnten? Nein?

Dann wird es höchste Zeit.

Erinnerst Du Dich? Im Kapitel zum Verkaufen haben wir festgestellt, dass heute jeder Kunde alles überall kaufen kann. Sogar im Internet. Jederzeit. Es geht längst nicht mehr darum, einen dringenden Bedarf zu erfüllen …

Nein, es geht darum, Deinem Kunden etwas zu bieten. Ein Erlebniseinkauf sozusagen. Und dabei können Dir Deine Räumlichkeiten gut helfen.

Was könntest Du denn tun, damit Dir Deine Räume beim Verkaufen helfen?

Nun, einige Dinge sind wohl selbstverständlich und scheinen nicht erwähnenswert, der Vollständigkeit halber seien sie erwähnt. Andere klingen vielleicht fremd in Deinen Ohren, aber Du möchtest doch anders sein als die anderen, nicht wahr?

Fangen wir mal an:

3.1 Gepflegte Räume, einladendes Design: »Ist das schön hier!«

Da wären zunächst die gepflegten Räume/das einladende Design Deiner Verkaufsflächen.

Ja, das scheint selbstverständlich zu sein. Aber mit der Zeit leiden viele Unternehmer an dieser schleichenden Krankheit, die man »Betriebsblindheit« nennt. Also nutze die Gelegenheit und schau doch mal wieder genauer hin: Wirken Deine Räume wirklich sauber und aufgeräumt? Wie wird Dein Geschäft von Fremden wahrgenommen? Was wird beim Eintreten gesehen? Wirkt es einladend?

Vielleicht machst Du ein paar Fotos. Nein, nicht vom Fotografen. Es genügen einfache Fotos, die Du mit Deinem Handy aufnimmst. Fotografiere Deinen Laden mal aus Kundensicht: von außen, den Eingangsbereich, die Warenpräsentation, den Kassenbereich. Setz Dich auf den Stuhl, auf dem Deine Kunden sitzen, und fotografiere aus dieser Perspektive. Was sieht Dein Kunde hier? Wie fühlt er sich dort?

Dann schau Dir die Fotos gemeinsam mit Deinen Mitarbeitern oder Freunden an. So wirst Du schnell herausfinden, was verbesserungswürdig ist.

3.2 Dekoration: Zeig, was Du hast!

Mit Dekoration meine ich nicht, dass in jeder Ecke Deiner Geschäftsräume irgendein Keramikhäschen oder anderes Dekostück herumstehen soll. Dein Kunde soll doch auf den ersten Blick Deine schöne Ware sehen! Und nicht abgelenkt werden von irgendwelchen Dekoteilen.

Als unsere damalige Dekorateurin einmal mehr ihrem Dekorausch erlegen war und unser Laden übersät war mit allerlei dekorativem Krimskrams, brachte es meine ehemalige Mitarbeiterin auf den Punkt: »Seit wann verkaufen wir denn Häkeldeckchen?« Dem hatte ich nichts hinzuzufügen – und entfernte das überflüssige Zeug.

Nein, wenn ich »Dekoration« schreibe, dann meine ich vielmehr professionell wirkende Dekorationen im Schaufenster und im Verkaufsraum, die Deine Ware/Dienstleistung präsentieren. Und wenn ich schreibe: »professionell wirkend«, dann meine ich es auch so. Da hat eine selbstgebastelte Herbstdekoration nichts zu suchen. Das ist vielleicht nett für zu Hause, aber im Geschäftsleben wirkt das zu unprofessionell.

Auch Mal- und Bastelaktionen, die in ländlichen Regionen gern in Zusammenarbeit mit Kindergärten oder Grundschulen gemacht werden und anschließend wochenlang die Schaufenster zieren, helfen Dir nicht beim Verkaufen. Das soll nicht heißen, dass ich Dir davon abrate. Ganz im Gegenteil. Das fördert die Sympathie und das Zusammengehörigkeitsgefühl. Eine nette Aktion, die vielleicht im Rahmen der örtlichen Aktivitäten dazugehört. Soziales Engagement. Du musst nur wissen: Das ist Imagepflege. **Rechne bitte nicht damit, dass Du im Rahmen dieser Aktion auch nur eine einzige Brille mehr verkaufst und sofort Geld verdienst.**

Wie Du Deine Werbeplakate und andere Marketingmaßnahmen so gestaltest, dass Deine Kunden sofort darauf reagieren, das kannst Du bei www.onkel-willi.com nachlesen.

Zurück zu Deiner Deko: Damit sofort die Kasse klingelt, benötigst Du eine Dekoration, die Deinem Kunden die Schwellenangst nimmt. Und, besser noch: die ihn geradezu magisch in Dein Geschäft zieht. Aber wie nimmt man seinem noch unbekannten Kunden die Schwellenangst?

Die Antwort ist so einfach wie naheliegend: Wie machst Du es denn »im richtigen Leben«? Du stellst Dich einem bisher fremden Menschen vor, nicht wahr?

Na also, da hast Du die Lösung.

Der Schweizer Unternehmensberater und Coach Hans Peter Zimmermann beschreibt in seinem Buch »Großerfolg im Kleinbetrieb« dazu folgendes Beispiel:

»Wenn Sie einen Geschäftsinhaber fragen, wozu ein Schaufenster gut ist, wird er Ihnen sofort sagen: ›Zum Präsentieren der Ware natürlich!‹

Wenn Sie dann weiter wissen wollen, welche Fragen sich wohl ein Mensch stellt, der zum ersten Mal vor diesem Geschäft steht, dann sprudelt es nur so aus ihm heraus: ›Na ja, wie es dort drin aussieht, was die mir bieten können, ob das nette Leute sind und ob ich mich dort auch umsehen darf, wenn ich nichts kaufen will.‹«

Bei einem seiner Kunden wurden genau diese Fragen beantwortet. Auf Plakaten im Schaufenster las man die Fragen: Wer bedient mich in diesem Geschäft? Was finde ich in diesem Geschäft? Und: Darf ich mich hier einfach mal umsehen?

Unter diesen Fragen hingen Plakate mit Fotos und kurzweiligen Beschreibungen der Mitarbeiter und der Räumlichkeiten. Und schließlich die Einladung, einfach mal einzutreten und eine frische Tasse Kaffee zu genießen. Der Erfolg: doppelt so viele Passanten im Geschäft und ein Drittel mehr Umsatz.

Nun sind selbst geschriebene Plakate im Schaufenster heute nicht mehr ganz up to date. Aber dank der freundlichen Druckerei bei Dir vor Ort oder all den Online-Druckereien kannst Du ein zeitgemäßes und professionell wirkendes Plakat heute supereinfach herstellen. Denn generell kann ich sagen: Dieser Tipp aus dem Jahre 1991 funktioniert auch heute noch.

Woher ich das weiß?

Ich habe es selbst getestet.

Zur Eröffnung meines dritten Geschäfts im Jahre 2014 machte ich es ähnlich. Ich ließ professionelle Fotos machen von mir und vom gesamten Team. Diese wurden ausgeschnitten, mit Namen und Sprüchlein versehen und lebensgroß auf die Schaufenster geklebt. Dort strahlten wir nun unseren zukünftigen Kunden entgegen. Schon während der Umbauphase und noch Wochen später. Ob das gewirkt hat? Und ob! Wir wurden noch viele Jahre später auf diese Aktion angesprochen.

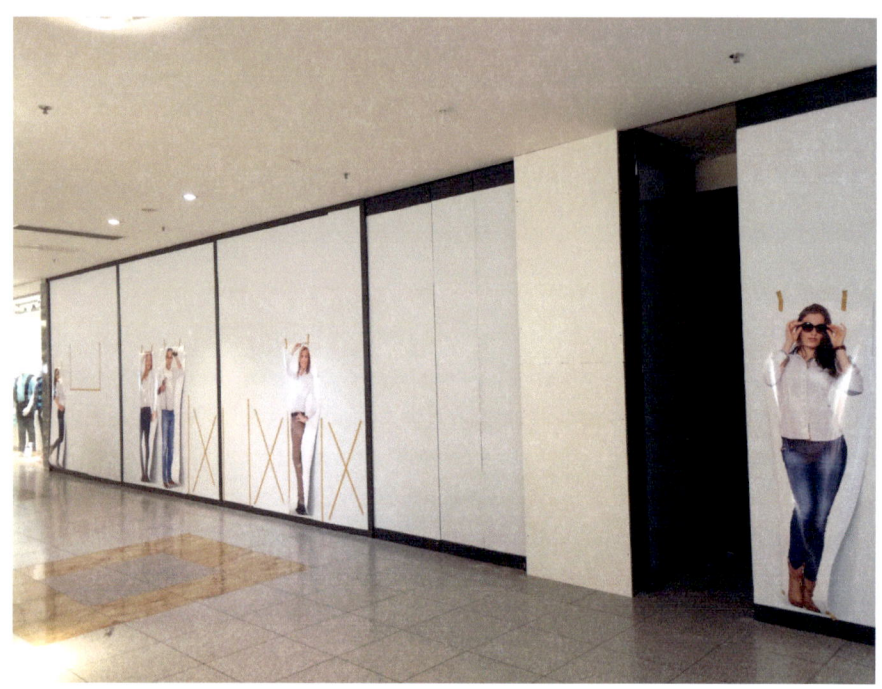

Bereits zu Beginn der Umbauphase wurde unser Team sorgfältig auf
den Scheiben platziert, um unseren zukünftigen Kunden entgegenzulächeln.
Vervollständigt wurde unser Vorabauftritt mit Namen und peppigen
Sprüchen. (Foto: Diane Thümmes)

Damit Du und Dein Team auf dem Foto auch als tolles Team erkennbar
seid, ist eines wichtig: freundlich lächeln und Teamkleidung! Wenn jeder
auf dem Foto trägt, wonach ihm/ihr gerade ist, dann sieht Euer Foto aus
wie ein buntes Sammelsurium an Einzelpersonen. An der Teamkleidung
erkennt Euer Kunde sofort, dass Ihr zusammengehört.

Und was spricht dagegen, auf diesen Teamfotos auch Brillen zu präsentieren? Das nennt man doch wohl »zwei Fliegen mit einer Klappe schlagen«,
oder?

Was? Du hast nicht so große Schaufenster? Du bist nicht in einem Einkaufszentrum?

Sei froh! Eine solche Fensterfront dauerhaft interessant zu »bespielen« ist nämlich richtig aufwendig.

Deine Fotos müssen ja gar nicht lebensgroß sein. Ein schönes Teamfoto vergrößert und auf Leinwand aufgezogen reicht voll und ganz aus und kostet heute »'nen Appel und 'nen Ei«. Und mit einem schönen persönlichen Spruch versehen zieht es Leute in Dein Geschäft. Garantiert!

Du wohnst in einem kleinen Ort und das Thema Schwellenangst ist Dir völlig unbekannt? Dann folgt hier für Dich ein zweites Beispiel:

Vor einigen Jahren sah ich bei einem anderen Optiker einmal dieses Motiv als professionelles Teamfoto im Schaufenster:

Da saßen die Mitarbeiter inklusive der Chefin mit jeder Menge Brillen in den Händen auf einer kleinen Holzbank, die Hosenbeine hochgekrempelt, die nackten Füße in einem Waschzuber. Fröhlich lachte das Team in die Kamera. Darunter stand der Spruch: »Wir haben uns auf der Messe für Sie die Füße platt gelaufen. Es hat sich gelohnt! Die neue Brillenkollektion ist da!« Und: »Neugierig geworden? Dann schauen sie gleich rein! Wir beraten Sie gerne.« Daneben waren die neuen Brillen ausgestellt.

Diese Aktion sorgte damals für ein breites Grinsen im Gesicht der Betrachter und für viele neue Kunden.

MERKE

Wichtig für werbewirksame Schaufensterfotos ist, dass Ihr alle fröhlich lacht und Teamkleidung tragt. Die gleiche Kleidung vermittelt Eurem Kunden ohne Worte, dass Ihr zusammengehört. Und das fröhliche Lachen zeigt, dass Ihr Spaß habt bei Eurer Arbeit und dass Ihr Euch alle gut versteht.

Bitte vergiss bei all den schönen Fotos aber nicht, dass unbedingt eine Auf-forderung dazugehört, Euer Geschäft zu betreten. Ansonsten weiß Dein Kunde nicht, was er jetzt tun soll, und Deine Aktion ist nur die Hälfte wert!

Den Grund hierfür und andere Tipps, wie Du mit knackigen Sprüchen Kunden in Deinen Laden lockst, findest Du auf unserer Website www.onkel-willi.com.

Zunächst zurück zu der Frage, wie Dir Deine Räumlichkeiten beim Ver-kaufen helfen können, und zu einer weiteren Idee.

3.3 Duftmarketing: »Hier riecht's so gut.«

»Bei Ihnen riecht es immer so gut.« Diesen Spruch habe ich oft gehört, als ich mein altes Geschäft noch besaß. Das Geheimnis war sehr einfach: Ein kleiner Zerstäuber im Eingangsbereich sorgte für einen guten Raumduft.

Und ich bin mir sicher, dass guter Duft verkauft.

Wie ich darauf komme?

Aufgefallen ist es mir bereits vor Jahrzehnten: Meine Freundinnen und ich griffen immer wieder nach diesen bunten Hochglanz-Modezeitschriften im Regal. Wir blätterten sie durch. Der Inhalt war ja quasi immer ähnlich, aber ihr Duft machte diese Zeitschriften verführerisch. Er lullte uns ein, säuselte uns ins Ohr: »Kauf mich.« Und schon war die Zeitschrift gekauft.

Zu der damaligen Zeit war es gerade »in«, Duftproben auf die Werbeseiten zu geben, die durch Reiben oder Auffalten aktiviert wurden. Und ganz leicht roch die ganze Zeitschrift danach. Das roch nach Mode und Luxus. Die Zeitschriftenindustrie hatte erkannt: Je mehr Sinne bedient werden, desto größer die Verkaufszahlen.

Der Geruchssinn wird leider beim Thema Verkauf stark vernachlässigt. Schade eigentlich.

Da wird höchstens dafür gesorgt, dass die Ladenräume halbwegs hübsch anzuschauen sind, und das war's.

Ja, und unsere anderen Sinne?

Wo bleiben die?

Zur Erinnerung: Wir Menschen besitzen fünf Sinne:

> Sehen,

> Hören,

> Riechen,

> Schmecken und

> Tasten.

Und alle möchten bedient werden.

Also noch einmal zum Mitschreiben:

MERKE

Je mehr Sinne Du bedienen kannst, desto größer die Verkaufszahlen.

Warum das so ist?

Spätestens seit in den 1970er Jahren das NLP (Neuro-Linguistisches Programmieren) entwickelt wurde, ist bekannt, dass Menschen ihre Sinne unterschiedlich stark einsetzen. Oder anders ausgedrückt: Nicht jeder Mensch reagiert auf optische Anreize. Manchen ist guter Klang wichtiger, anderen ein gutes Gefühl. Aber das weißt Du ja bereits aus dem Verkaufsteil dieses Buches.

Das bedeutet für Dich: Jeder potenzielle Kunde besitzt fünf »Knöpfe«, die Du drücken kannst, um ihn in Dein Geschäft zu locken. Welcher dieser fünf Knöpfe der entscheidende bei dem Kunden ist, der gerade vor Deinem Laden steht, kannst Du nicht wissen. Was wäre also das Naheliegendste, um möglichst viele Kunden anzulocken?

Richtig: Du drückst einfach alle Knöpfe, dann ist immer der richtige dabei. Bingo.

Womit wir wieder beim Duft wären.

Um die anderen Sinne kümmern wir uns später.

Nehmen wir also einmal an, Du wärst für Dein Geschäft an Duftmarketing interessiert, was gäbe es dann für Dich zu bedenken?

Eigentlich gar nichts. Na, vielleicht doch: Wie Du vermutlich weißt, werden Düfte bei den alternativen Heilmethoden als unterstützendes Heilmittel verwendet (#Aromatherapie usw.). Das kommt von ihrer Wirkung auf unser zentrales Nervensystem. So wirkt beispielsweise Lavendel beruhigend und schlaffördernd, Zitrusdüfte dagegen belebend und aktivierend.

Was würdest Du eher benötigen? Okay, schlaffördernder Lavendelduft ist eher kontraproduktiv für Dich als Augenoptiker. Da haben wohl aktivierende Zitrusdüfte eher verkaufsfördernde Wirkung.

Ich entschied mich damals für »Thailändische Limette« oder so ähnlich. Das roch nicht nur lecker und kam bei meinen Kunden gut an, es passte auch zu meinen Firmenfarben.

Ja, Du liest richtig.

Wusstest Du, dass Düfte Farben haben? Ja, tatsächlich.

Prüfe selbst: Welche Farbe assoziierst Du bei Zitronenduft? Oder bei Zimt? Oder bei Limette? Oder Lavendel? Oder Papaya?

Aber das nur nebenbei.

Das Wichtigste sollte sein: Es duftet gut.

Denn das hilft Dir beim Verkaufen. Versprochen.

Mittlerweile gibt es längst wissenschaftliche Studien über Duftmarketing in Verkaufsräumen. So promovierte Anja Stör 1996 zum Dr. rer. pol. an der Universität Paderborn zum Thema »Air-Design als Erfolgsfaktor im Handel« und ist mittlerweile seit dem Jahr 2000 Professorin für strategisches Marketing an der HTW Dresden. 1998 hat sie sogar ein Buch zu diesem Thema im Springer Verlag veröffentlicht. (Stör, Anja: Air-Design als Erfolgsfaktor im Handel, Springer Verlag, 1998). »Air-Design« klingt doch gut, oder? Und Martin Lindstrom vom Marktforschungsinstitut Millward Brown Inc. forschte in seiner internationalen Studie »5! Senses« (2005) über den Einfluss der fünf Sinne auf Markenwahrnehmung, Markenbildung und auf das Kaufverhalten.

Stör und andere kamen zu interessanten Ergebnissen:

So soll beispielsweise die Kommunikationsbereitschaft der Kunden um +19 % steigen. Wow! Stell Dir das vor: Fast 20 % der Menschen, die ihre Schwellenangst überwinden und zu Dir ins Geschäft kommen, gehen offener auf Euch zu und reden mit Euch. Nur wegen des Duftes. Das ist doch toll! Kein: »Ich möchte nur mal schauen.« Stattdessen: »Oh, bei Ihnen riecht es aber gut, das ist ja nett. Wie machen Sie das denn?« ... und schon seid Ihr im Kundengespräch.

Außerdem soll die Aufenthaltsdauer im Verkaufsraum um +15,9 % steigen. Super! Die Menschen bleiben länger da. Kein Wunder, wenn es doch so gut riecht ... Was für eine Chance. Und das Beste kommt noch: Die Kaufbereitschaft der Kunden stieg im Schnitt um 14,8 % und die Umsätze um 6 %. (Quelle: Forschungsgruppe Konsum und Verhalten der UNI Paderborn, Anja Stör). Na also! Mit diesen Zahlen kannst Du Dir sogar ausrechnen, ob sich eine Anschaffung für Dich lohnt. Wie praktisch.

Wenn ich von Duftmarketing spreche, meine ich allerdings nicht diese mit Teelichtern und Duftöl betriebenen Duftlämpchen. Davon kann ich nur dringend abraten. Viel zu aufwendig, viel zu gefährlich! Oder stehst Du etwa den ganzen Tag neben Deinem Duftlämpchen und bewachst es? Hoffentlich nicht. Du willst ja Kunden bedienen, oder?

Also alles, was ständig nachgefüllt werden muss oder unbeaufsichtigt gefährlich werden kann, gehört nicht ins Geschäft.

Mittlerweile gibt es sehr professionell betriebenes Duftmarketing. Das sind kleine Würfel oder Säulen mit Duftkartuschen, die so programmiert werden, dass sie die für Deine Ladengröße richtige Duftmenge ausstoßen. Damit ein gerade wahrnehmbarer angenehmer Raumduft entsteht.

Wann startest Du Dein »Air-Design«?

Im Internet findest Du unter #Duftmarketing jede Menge professioneller Anbieter mit vielen Informationen. Ich kann es Dir wärmstens empfehlen!

3.4 Give-aways/Bonbons/Getränke: Gibt's hier was geschenkt?

Fangen wir mal da an, wo wir gerade aufgehört haben: Wie war das noch mit den fünf Sinnen? Sehen, Hören, Riechen, Tasten und … Schmecken.

Aber in diesem Kapitel geht es nicht nur darum, den Geschmackssinn Deiner Kunden zu bedienen. Es geht auch darum, etwas mitzugeben. Damit Du Deinem Kunden im Gedächtnis bleibst. Das hebt Dich ab von den anderen. Und es ist einfach umzusetzen.

Aber von vorn: Zunächst sind unsere Sinne gefragt. Den Geschmackssinn zu bedienen ist sehr einfach, wenn Du in der Foodbranche arbeitest. Da gibt es Säfte oder Weine zu probieren. Oder kleine Brothäppchen mit leckeren Aufstrichen. Oder Wurststückchen. Oder Stückchen vom frisch gebackenen Kuchen.

Dort arbeiten wir aber nicht. Wir stehen in einem Augenoptik-Fachgeschäft. Das war und ist auch weiterhin eine völlig food-fremde Branche.

Aber auch in einem Optikgeschäft findet eine Bonbonschale oder Ähnliches Platz.

Ein gutes Schuhgeschäft in Paderborn hatte bereits vor einigen Jahren die Idee, eine große Bonboniere mit Süßigkeiten an die Kasse zu stellen.

Das war in zweierlei Hinsicht schlau, denn zum einen wurde der Geschmackssinn bedient. Und zum anderen bekam der Kunde beim Bezahlen noch etwas Süßes dazu, wenn er wollte. So war der Weg zur Kasse sehr erfreulich, denn dort warteten die Leckereien. Und uns Kunden wurde das Bezahlen versüßt. Gut gemacht!

Wäre das etwas für Dich? Teste es einfach. Stelle eine Schale mit Süßigkeiten in Dein Geschäft, die geradezu dazu einlädt, zuzugreifen.

An der Kasse platziert, sorgt sie für den bereits erwähnten Nebeneffekt.

Gut sichtbar am Eingang platziert, hilft sie, die Schwellenangst zu überwinden, und lockt Kunden ins Geschäft.

Das funktioniert tatsächlich, probiere es ruhig aus!

In meinem letzten Geschäft im Einkaufszentrum stand eine große Schale mit einer verlockend wirkenden, kunterbunten und glitzernden Bonbonmischung mitten im Geschäft. Ich habe nie welche davon probiert, aber sie mussten wirklich lecker sein, denn wir benötigten zwischen vier und sechs Kilogramm davon pro Monat. Wohlgemerkt: Wir boten diese nicht aktiv an! Sie standen einfach nur da. Aber es gab kaum einen Kunden, der sich nicht bediente.

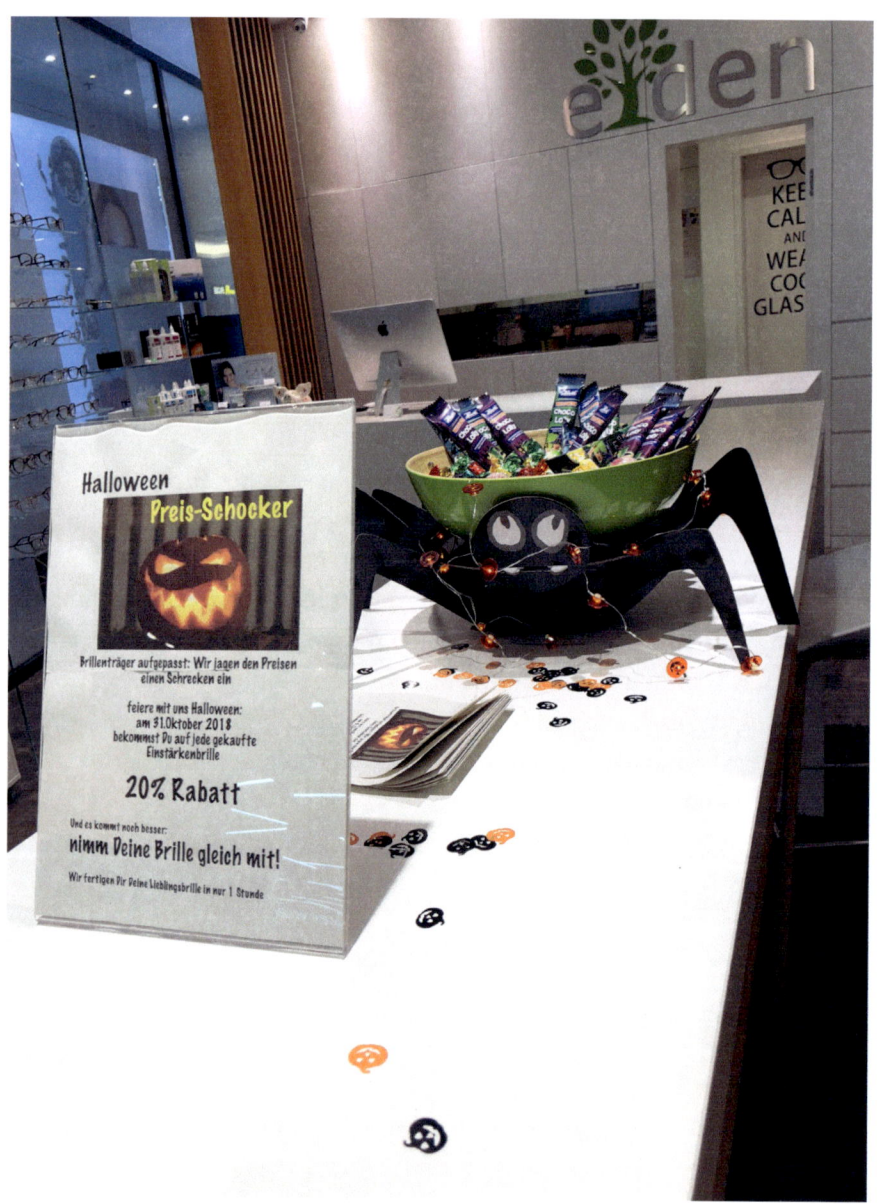

Das Foto zeigt unsere Bonbonschale während unserer Halloween-Aktion.

Was kannst Du Deinen Kunden noch zusätzlich bieten?

Bietet Ihr Euren Kunden bereits ein Glas Wasser oder eine Tasse Kaffee an, um die Wartezeit zu versüßen? Das macht uns die Friseurbranche bereits seit Jahrzehnten vor. Und es funktioniert bestens.

Heute, zu Zeiten von »Nespresso« und Co., ist es um so simpler, Deinen Kunden wohlschmeckenden, frisch zubereiteten Kaffee zu bieten. Das kommt an.

Nachmachen empfohlen.

Brauchst Du noch weitere Ideen?

Wie wär's mit Give-aways? Ja, das kann teuer werden. Aber die Idee ist gut und hat sich bewährt. Oder freust Du Dich etwa nicht, wenn Du in der Parfümerie beim Bezahlen Deines neuen Rasierwassers oder Parfums ein paar Proben geschenkt bekommst? Und ist es bei Dir nicht auch so, dass Du die meisten davon nicht einmal gebrauchen kannst? Aber Du hast Dich über das kleine Geschenk gefreut. Und wirst es beim nächsten Mal wieder tun. Genau darum geht es. Die Geste zählt.

Und über das Päckchen Papiertaschentücher, das Du in der Apotheke geschenkt bekommst, freust Du Dich auch, oder?

Dieses alte Sprichwort: »Kleine Geschenke erhalten die Freundschaft«, enthält etwas Wahres. Dabei muss es gar nichts Wertvolles sein. Die Geste des Schenkens ist einfach nett und kommt bei Kunden aller Altersgruppen gleichermaßen gut an.

Vielleicht hat einer Deiner Lieferanten ein paar Mitgabeartikel zu bieten? Fragen lohnt sich:

Nach einem netten Gespräch mit der Außendienstlerin von unserem Kontaktlinsen-Pflegemittel-Lieferanten erhielten wir beispielsweise Kontaktlinsenbehälter kostenlos. Diese konnten wir unseren Kontaktlinsenkunden schenken. Unsere Kunden freuten sich immer und kamen gerne wieder, denn anderswo müssen sie für diese kleinen Dinger bezahlen. An dieser Stelle ein großes Dankeschön an die Firma Bausch + Lomb!

Solltest Du nicht in der glücklichen Lage sein, etwas geschenkt zu bekommen, das Du weiterverschenken kannst, dann gibt es vielleicht günstige Give-aways, worüber sich Deine Kunden freuen könnten. Mini-Schraubendreher? Verpackte Mikrofasertücher? Brillenhalter? Kugelschreiber mit Logodruck? Die Auswahl bei Mitgabeartikeln ist riesig.

Du möchtest für Give-aways wirklich kein Geld investieren? Auch kein Problem. Wie wäre es mit ein paar Brillenpflegetipps, die Du in hübscher Aufmachung mit Deinem Logo versiehst, drucken lässt und Deinen Kunden mitgibst als kleine Besonderheit? Das ist doch ein toller Kundenservice und Mehr-Wert!

Aber wie sind wir jetzt zu Give-aways gelangt? Waren wir nicht gerade bei Bonbons und Getränken? Beziehungsweise bei den fünf Sinnen unserer Kunden?
Genau. Und mit einem Mitgabeartikel oder Give-away bedienst Du den Tastsinn Deiner Kunden und bringst Dich später wieder in Erinnerung.
Mission erfüllt.

In dem exklusivsten meiner drei Brillengeschäfte habe ich vieles von diesen Dingen unbewusst richtig gemacht, einfach weil es mir gefiel.
Meine Kunden bekamen quasi das komplette Verwöhnpaket geboten: Schon beim Betreten des Ladens roch es verführerisch und lud zum Verweilen ein. Dann gab es auch etwas zu trinken: Eine hochwertige Kaffeemaschine stand im Geschäft bereit, um für die Kunden duftenden Kaffee frisch zuzubereiten. Dazu reichte ich Wasser. Samstags gab es Prosecco.

An der Kasse schließlich wartete eine große Schale mit ausgesuchten Süßigkeiten.

Und um meinen Kunden etwas Nettes mit auf den Weg zu geben, hatte ich neben dem obligaten Kugelschreiber noch eine andere Idee:

Im Laden stand ein Weidenkorb mit frischen Äpfeln für meine Kunden bereit.

An den Äpfeln (genauer gesagt an den Stilen) hatte ich mit Ökofaden ein Schildchen mit meinem Logo befestigt. Diesen Weidenkorb schnappte ich mir stets, wenn der Kunde sich anschickte zu gehen. Mit den Worten: »Darf ich Ihnen noch einen Apfel anbieten? Der gehört zu unserem Image ›EDEN‹ einfach dazu« habe ich sehr viel Sympathie gewonnen.

Ich darf Dir hier verraten, dass dieses Geschäft quasi vom ersten Tage an erfolgreich war.

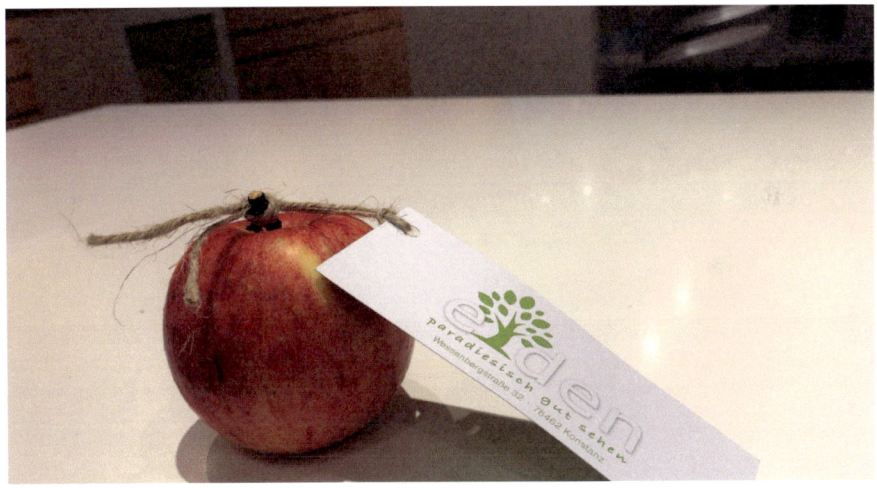

Ein Weidenkorb mit diesen Äpfeln stand in
meinem früheren Geschäft immer für die Kunden bereit.

3.5 Musik beschwingt

Bliebe noch das Hören übrig. Ein durchaus wichtiger Sinneskanal. Und auch er kann verkaufsfördernd eingesetzt werden.

Aber nicht nur in den städtischen Shopping-Malls zur Vorweihnachtszeit werden Konsumenten mit Musik in die richtige Stimmung und den dazugehörigen Konsumrausch versetzt. Mittlerweile hat es sich überall herumgesprochen, dass Musik sinnvoll und geschäftsfördern eingesetzt werden kann. Hier findest Du einen kleinen Bericht zu diesem Thema:

»... Musik ist Kauf- und Konsumanreiz ...

Heiliger Strohsack! Kurz vor Ladenschluss fällt Ihnen ein, dass Sie dringend ein Gastgeschenk brauchen. Zum Glück hat der kleine Weinladen an der Ecke noch offen. Sie treten ein mit dem festen Vorsatz, einen soliden Mittelklassewein zu erwerben. Doch drinnen bekommen Sie auf einmal Lust auf etwas Erlesenes und fühlen sich von den Regalen mit den ›großen‹ Weinen geradezu magisch angezogen. Schließlich wählen Sie einen Château Lafite Rothschild, Jahrgang 1985.

Draußen auf der Straße ist das Hochgefühl rasch verflogen:
Was hat Sie nur dazu verleitet, derart tief in die Tasche zu greifen?!«

(Aus: Spiegel online, 09.05.2006)

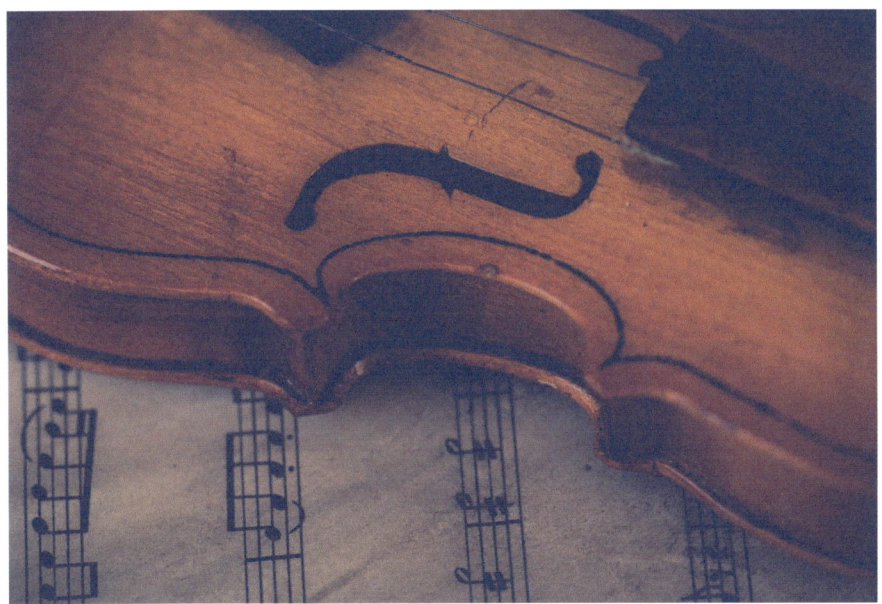

»Sanfte Geigenklänge: Und schon ist der teure Wein im Einkaufswagen«
(Quelle: Spiegel online, 09.05.2006, Foto: Ylanite Koppens von Pexels)

Tja … was hat den oben erwähnten fiktiven Kunden dazu verleitet, den teuren Wein zu kaufen? War er noch ganz bei Sinnen?

Sozial- und Neuropsychologen erklären dieses Phänomen mit der sogenannten »Priming-Hypothese«. Danach reagiert unser Gehirn auf einen Reiz mit einem bestimmten Verhalten. In unserem Beispiel reagierte der Kunde auf die Mozart-Musik, die im Weinlädchen lief. Eingelullt von den klassischen Geigen- und Klavierklängen wählte sein Gehirn einen hochwertigen, gehaltvollen Wein anstelle des geplanten Mittelklasseweins.

Leider ist das ganze Thema Musik nicht so übersichtlich wie bei den Düften in diesem Kapitel. Zu laut ist nix, zu leise wirkt nicht, zu langsam geht nicht und zu schnell schon gar nicht. Da ist es nicht so einfach, für unsere

Branche und die unterschiedlichen Kundengemüter den richtigen Musik-mix zu finden.

Für ein paar andere Branchen ist es allerdings ziemlich simpel und fast schon selbstverständlich, im Hintergrund Musik laufen zu lassen:

> In allen Branchen, die mit Entspannung zu tun haben, also in Kosmetikinstituten, Wellnesstempeln mit Sauna, Massagepraxen, bei Heilpraktikern, Psychologen, Osteopathen etc. passt Entspannungsmusik ganz hervorragend und trägt sicherlich nicht nur zur Wohlfühlatmosphäre, sondern auch zur Entspannung der Kunden bei.

> In einem crazy angesagten Sneakershop oder Klamottenladen funktioniert derzeit Hip-Hop und Rap in angesagter Lautstärke gut, um die Besucher zum Kaufen zu aktivieren.

> In einer Weinhandlung wie in unserem Beispiel dagegen verleiten die leisen Klänge von Mozart die Kunden dazu, hochwertige Weine zu kaufen.

Für uns Augenoptiker gilt: Mach, was Dir gefällt und was zu Deinem Zielpublikum passt. Ich persönlich bin übrigens absolut kein Freund davon, wenn Radiosender das Geschäft beschallen. Das Gequatsche im Radio und die Werbeblöcke haben für mich im Geschäft nichts zu suchen.

Dass Du GEMA-Gebühren entrichten musst, wenn Musik in Deinem Geschäft läuft, ist selbstverständlich. Aber die sind recht überschaubar. Sie werden nach der Größe der beschallten Fläche berechnet und betrugen im Jahr 2018 knapp 90 € pro Jahr für ca. 100 m².

So, was Du noch alles tun kannst, um Dein Geschäft noch erfolgreicher zu betreiben, dass kannst Du nachlesen bei www.onkel-willi.com. Viel Spaß!

4
Der Abspann

Du hast es geschafft! Herzlichen Glückwunsch zu dieser Leistung und zu Deinem Durchhaltevermögen. Ich hoffe, Du hast ganz viel für Dich mitnehmen können.

Was hat Dir am besten gefallen?

Was möchtest Du sofort umsetzen?

Ich hoffe, dass Dich dieses Buch inspiriert hat. Und dass es Dich weiterbringt.

Stück für Stück. Schritt für Schritt.

Das wünsche ich mir. Und Dir.

PS:

Findest Du nicht auch, dass ein richtig guter Abspann jeden Kinofilm zu einem noch größeren Genuss werden lässt? Und was könnte sich besser eignen als die beliebten »Take-Outs«? Willst Du wissen, was ich alles verworfen habe für Dieses Buch?

'ne Menge!

Ein Beispiel ist diese Geschichte mit dem …

…Außendienstler. Ich weiß nicht, wie oft er mich in meinem Geschäft besuchte, um mir ein Werbekonzept zu verkaufen. Nun hatte ich just vor seinem Besuch eine bittere Erfahrung gemacht …

Aber von vorn: Kurz nach der Eröffnung meines ersten Optikgeschäfts wurde mir eines klar: Nur am Ort sein reicht nicht, um reich zu werden. Man muss schon etwas mehr tun: werben zum Beispiel. Da kam mir das Angebot eines Brillenherstellers gerade recht, der mir »einen tollen Flyer« als Beilage im örtlichen Käseblättchen anbot. Dass auch der »Sonderpreis« für diesen Kassenschlager nicht gerade günstig war, ist selbstredend. Dennoch fackelte ich nicht lange und bestellte das Ding … also 10000 dieser Dinger. Ihr wollt die Rücklaufquote wissen? Null. Zero. Kein einziger Kunde kam mit diesem Flyer in der Hand in mein Geschäft und wollte die abgebildete Brille zum Schnäppchen-Sonderpreis haben. Dabei war der Flyer wirklich schön! Schön, aber erfolglos …

Also just nachdem ich diese bittere Erfahrung gemacht hatte und wieder einmal mehrere Tausend Euros »zum Fenster hinausgeworfen« hatte, betrat anfangs beschriebener Außendienstler mein Geschäft. Er wollte mir besagtes Werbekonzept verkaufen. Meine Alarmsirenen läuteten alle gleichzeitig! Nicht schon wieder! Genug von diesem Mist! Und dazu noch soooo hässlich! Ich schickte ihn kurzerhand heim. Wenige Wochen später war er wieder da und zeigte mir das gleiche Angebot. Wieder schickte ich ihn heim. Wenige Wochen später war er wieder da und zeigte mir das gleiche Angebot … Du ahnst es schon: Er ließ nicht locker. Ich kann nicht sagen, wie oft er in mein Geschäft kam und ich ihn wieder heimschickte, aber so zwischen sechs und neun Mal werden es gewesen sein. Bis … ja bis die Verzweiflung bezüglich meiner Umsätze derart groß geworden war, dass ich schließlich einwilligte. Ich hatte zwar nicht das Geld für diese Kampagne und dieser Flyer war derart hässlich, dass ich ihn kaum anschauen mochte, aber egal. Irgendwann war meine Frustration so groß, dass ich zu quasi »allem« bereit war, um Geld zu verdienen. Also bestellte ich diese »potthässliche« Beilage mit der Option, sie erst nach Abschluss der Kampagne bezahlen zu müssen, und hoffte auf ein Wunder. Und was soll ich sagen? Die Resonanz war riesig! Ich musste sogar neue Mitarbeiter einstellen, um die Aufträge abarbeiten zu können.

Was ich damit sagen will?

Manchmal liegt es gar nicht an Deinem Produkt, dass Dein Kunde Nein sagt, sondern es liegt am falschen Zeitpunkt. Oder Du hast Deinen Kunden gerade »auf dem falschen Fuß« erwischt. Oder – und das wird am häufigsten der Fall sein – Deine Werbung kommuniziert nicht richtig. Du brauchst eine Werbung, die Deine Kunden auffordert, jetzt sofort in Deinen Laden zu kommen. Die Deinen Kunden Lust macht auf eine neue Brille, auf neue Kontaktlinsen oder auf das, was Du gerade bewirbst. »Direct Response« sagt man dazu. Weil man den Kunden dazu bringt, direkt zu reagieren. Mehr dazu findest Du … Du ahnst es schon … auf www.onkel-willi.com.

Alles Gute und viel Erfolg!

Literaturverzeichnis

Birkenbihl, Vera F.: Das »neue« Stroh im Kopf? Vom Gehirn-Besitzer zum Gehirn-Benutzer, mvg Verlag 2001

Brocke, Karsten: Wenn Du siegen willst, lass andere gewinnen: Neuromarketing aus der Praxis für die Praxis, BR Verlag 2013

Carnegie, Dale: Sorge Dich nicht – lebe! Die Kunst, zu einem von Ängsten und Aufregung befreiten Leben zu finden, Fischer Verlag 2011

Dittrich, Helmut: Erfolgreiche Werbung für Klein- und Mittelbetriebe: 100 Beispiele aus der Praxis, ECON Praxis 1995

Haag, Susanne: NLP-Welten: Das praktische Handbuch zur Lösung alltäglicher Problemsituationen und zur Entfaltung noch schlummernder Fähigkeiten mit Hilfe des NLP, Schirner Verlag 1997

Hahn, Werner F.: Vorteil? Nutzen! Warum der werthaltige Nutzen so kaufentscheidend ist, BoD Verlag 2015

Köhler, Joachim: Vom Marketing zum Entrepreneurship: Operatives und strategisches Marketing für Augenoptiker, DOZ Verlag 2017

Lundin, Stephen C., u. a.: Fish! Ein ungewöhnliches Motivationsbuch, Goldmann Verlag 2003

Matthews, Andrew: Tu, was Dir am Herzen liegt, VAK Verlag 2008

Meffert, Werner: Werbung, die sich auszahlt: Anders als die Großen, besser als Ihr Konkurrent, Rowohlt Verlag 1996

Nagl, Anna: Der Marketingplan: Die 10 Gebote des erfolgreichen Marketings, C. H. Beck Verlag 2016

O'Connor, Joseph, und Seymour, John: Neurolinguistisches Programmieren: Gelungene Kommunikation und persönliche Entfaltung, VAK Verlag 2015

Ogilvy, David: Über Werbung, Econ Verlag 1984

Schönert, Walter: Werbung, die ankommt: 199 Beispiele, Erfolgsregeln, praktische Folgerungen, mi-Wirtschaftsbuch Verlag 1990

Scholten, Jürgen David: Verkaufstraining für Augenoptiker/-innen, DOZ Verlag 2017

Vögele, Siegfried: 99 Erfolgsregeln für Direktmarketing: Der Praxis-Ratgeber für alle Branchen, mi-Wirtschaftsbuch Verlag 1992

Vögele, Siegfried: Dialogmethode: Das Verkaufsgespräch per Brief und Antwortkarte, mi-Wirtschaftsbuch Verlag 1984

Wehrle, Martin: Sei einzig, nicht artig! So sagen Sie nie mehr Ja, wenn Sie Nein sagen wollen, Mosaik Verlag 2015

Welker, Thomas: Beratungspsychologie in der Augenoptik: Kommunikation, Methodik und Praxis kunden- und klientenzentrierter Gesprächsführung, Pabst Verlag 2007

Woitinski, Samuel: Tu was Du liebst – und trau Dich Geld zu nehmen: Durch fünf Erkenntnisse macht Geld verlangen endlich Spaß, BoD Verlag 2014.

Zimmermann, Hans-Peter: Großerfolg im Kleinbetrieb: Wie man einen Betrieb mit 1 bis 40 Mitarbeitern zum Erfolg führt, Redline Verlag 2007

Zimmermann, Hans-Peter: Geld ist schön: Woher das Geld kommt, und wie Sie es in Ihr Leben ziehen, BoD 1993

Zimmermann, Hans-Peter: Jetzt will ich endlich mehr verdienen! Wie Sie den Sprung vom Normalverdiener zum Spitzenverdiener schaffen, MVG 1996